원포인트 레슨 30

MIYAZATO-RYU 30 NO DRILL-ANATA NO HANDE O 10 CHIJIMERU
by Masaru Miyazato & by and edited by Sports Nippon Newspapers
Copyright ⓒ 2005 Masaru Miyazato / Sports Nippon Newspapers.
All rights reserved.
Original Japanese edition published by Futami Shobo Publishers Co., Ltd
This Korean edition published by arrangement with
Futami Shobo Publishers Co., Ltd., Tokyo
in care of Tuttle-Mori Agency, Inc., Tokyo through Eric Yang Agency, Seoul

Korean translation copyright ⓒ 2006 by SAMHO MEDIA
본 저작물의 한국어판 저작권은 에릭양 에이전시를 통한
일본 Tuttle-Mori Agency, Inc. 와의 독점계약으로
한국어판권을 삼호미디어가 소유합니다.
저작권법에 의하여 한국 내에서 보호를 받는 저작물이므로
무단전재와 무단복제를 금합니다.

국립중앙도서관 출판시도서목록(CIP)

(읽기만 해도 10타는 줄이는) 원포인트 레슨 30 /
미아자토 마사루 지음, 이근택 감수. -- 서울 : 삼호미디어, 2006
  p. ; cm

ISBN 89-7849-318-1 03510 : ₩10000

695.8-KDC4
796.352-DDC21   CIP2006000401

▶ 읽기만 해도 10타는 줄이는

원포인트
레슨 30

미야자토 마사루 지음 / 이근택 감수

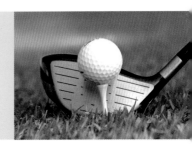

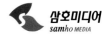
삼호미디어
samho MEDIA

머리말

이 책은 2004년 10월부터 2005년 4월까지 총 30회에 걸쳐 스포츠일본에 게재되었던 골프레슨 내용을 정리한 것이다. 연재 기간동안 이것이한 권의 책으로 엮어지기를 원하는 분들이 많이 있었고 필자도 생각하고있던 터라 이렇게 책으로 만들게 되었다.

백스윙은 여유 있게 하라는 말이 있다. 언뜻 듣기에는 간단해 보이지만실제로 자신이 직접 해보면 도대체 '여유 있게, 천천히'가 어느 정도이며, 어떻게 해야 천천히 스윙을 할 수 있다는 것인지 감을 잡기가 힘들다.이 책에서는 이렇게 기본에 해당하는 것들을 완전히 이해하고 마스터 하면서 10타를 줄일 수 있는 훈련을 소개한다. 이 책을 실력이 향상될 수있는 지침서로 활용할 수 있다면 티칭 프로인 필자는 더 이상 바랄 게 없을 것 같다.

이 책을 읽기에 앞서 아마추어들이 꼭 알아두었으면 하는 점이 있다. 그것은 바로 기술뿐만 아니라 감각 또한 중요한 요소라는 사실이다. 실제코스에 나가서 각양각색의 상황들과 마주치게 되었을 때 적절한 상황대처는 전적으로 플레이어 개개인의 감각에 달려있다.

필자는 장남인 기요시와 차남인 유우사크에게는 3살 때부터, 장녀인 아이에게는 4살 때부터 골프를 가르쳤다. 모두 즐겁게 논다는 마음으로 골프를 배우도록 하여서 그런지 유년기 시절, 무의식중에 갈고 닦은 감각과 다양한 발상이 지금까지도 살아있는 것을 볼 수 있다. 이런 것들이 모두 스코어 단축으로 연결되는 만큼 아마추어들도 이러한 감각에 대한 것들을 중요시할 수 있었으면 한다. 여러분들도 이 점을 기본으로 하여 실력이 향상되길 바란다.

미야자토 마사루

감수글

우리나라에서 골프하면 생각나는 골퍼가 박세리라면, 일본에서는 미야자토 아이(일명 아이짱)라는 젊은 신예가 있다. 한마디로 일본의 박세리라고 하면 이해가 쉬울 것이다. 세계 톱골퍼들이 즐비한 LPGA에서도 무한한 잠재력과 기량이 기대되는 신인골퍼로 손꼽힐 정도이다.

미야자토 아이를 적극 육성하고 있는 그녀의 부친이자 이 책의 저자인 미야자토 마사루는 아이짱 외에도 두 아들을 능력있는 골퍼로 길러낼 만큼 골프 티칭에 관한한 탁월한 능력을 지니고 있는 인물이다.

바로 그가 세 자녀를 가르치면서 터득한 것들을 일본에서 연재하였고, 이에 대한 일반 골퍼들의 반응은 과히 폭발적이었다. 그 내용들을 엮은 이 책을 보면서 과연 일상에서 간단히 실천할 수 있는 연습 포인트라든가 드라이버로 100야드를 치는 연습, 그리고 레슨과 실전을 구분해 보기 좋게 정리하여 쉽게 습득할 수 있게 한 부분에 찬탄을 금할 수 없었다.

이 책을 읽는 것만으로도 10타를 줄일 수 있다는 저자의 말에 충분히 공감이 갔다. 하루에 4페이지씩만 읽어도 핸디캡을 줄이는 데 많은 도움이 될 것이라 생각한다.

연습만큼 좋은 레슨서는 없다고 항상 강조하고 있지만, 열성적인 연습에 훌륭한 레슨서가 함께한다면 금상첨화가 따로 없을 것이다.

차창 너머로 언뜻 보이는 파릇한 잔디가 봄이 다가왔음을 알려주고 있는 듯하다. 올해도 18홀을 향하는 모든 골퍼들에게 즐겁고 행복한 나날이 되기를 바란다.

한국 GTL골프아카데미 원장
이근택

차례

차례

읽기만 해도 10타는 줄이는
원포인트 레슨 30

Lesson 01

왼쪽 어깨를 움직여서
오른쪽 어깨 위치까지 보낸다

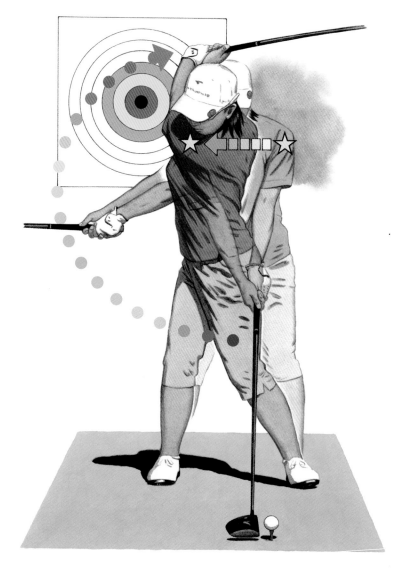

미야자토 아이(일명 아이짱) 골프의 큰 특징은 클럽을 천천히 휘두르면서 스윙하는 것이다. 그러면 구체적으로 어떻게 해야 스윙을 천천히 할 수 있을까?

천천히 휘두르는 것이 어렵다는 이야기를 많이 듣는다. 그러나 아무리 마른 사람이라도 어느 정도 몸통의 두께가 있기 때문에 몸을 돌리기 위해서는 테이크백을 천천히 하지 않으면 안 된다. 백스윙이 빠른 사람은 자신의 어깨 회전이 너무 작다는 것을 느낄 것이다. 팔로 클럽을 들어 올리려고 하면 스윙은 저절로 빨라진다. 그러나 클럽을 천천히 들어올리려면 먼저 어깨를 안으로 집어넣어야 한다.

미야자토 아이는 느린 스윙을 통해 볼을 멀리 보내곤 하는데, 그러한 여유 있는 스윙에는 어떤 장점이 있는 것일까?

백스윙을 할 때 천천히 들어 올리는 이유는 올바른 궤도로 클럽을 올려 보내기 쉽기 때문이다. 그리고 어드레스에서 준비한 자세대로 클럽이 돌아오게 하여 볼에 정확히 맞도록 하기 위해서도 스윙을 여유 있게 하는 편이 좋다.

망치로 작은 바늘의 머리 부분을 친다고 상상해 보자. 망치를 천천히 들어올리면서 목표지점을 확실하게 겨냥하고 휘두르면 명중률을 높일 수 있을 것이다. 헤드의 심지 부분으로 작은 볼을 정확하게 잡기 위해서는 클럽을 멋대로 휘둘러서는 안 된다. 정확하게 목표지점을 겨냥해야만 한다.

성급한 스윙 아마추어들이 자주하는 실수 중 하나가 볼을 급하게 치는 것이다. 샷의 정확도를 높이기 위해서는 스윙의 리듬을 몸으로 습득해 두는 것이 중요하다. 급하게 치는 것은 백해무익이라는 사실을 명심하자.

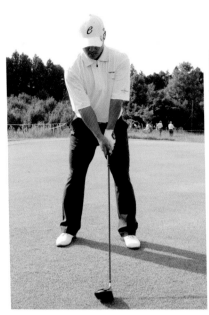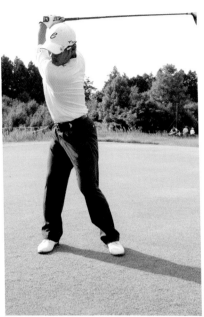

▶어드레스와 톱스윙을 비교해 보면 왼쪽 어깨가 오른쪽 어깨 위치로 완전히 들어와 있다.

상체는 2개의 축

테이크백을 천천히 하면 다운스윙에서 레이트 히트(Late Hit, 다운스윙 때 클럽 헤드의 되돌아오는 동작을 늦춰서 순발력을 증가시키는 타법)를 쉽게 할 수 있다는 장점도 있다. 일석이조가 아닌 일석사조가 되는 것이다. 비결은 어깨 위치를 충분히 넣는 것에 있다.

왼쪽 어깨를 움직여서 오른쪽 어깨가 있던 위치에 가도록 한다. 어깨를 돌려서 오른쪽 위치까지 넣으려면 스윙은 당연히 천천히 해야 한다. 이때 등은 자신의 목표지점과 정면으로 마주하도록 한다. 등이 목표지점을 향할 때까지 어깨를 천천히 돌리는 것이 포인트이다.

왼쪽 어깨를 오른쪽 어깨가 있던 위치까지 옮겨 놓게 되면 왼팔이 몸에서 떨어져 나간 것처럼 자유로운 상태가 된다. 이렇게 되면 팔을 길게 사용할 수 있으며 스윙 아크도 커진다.

아마추어는 어깨 회전이 작기 때문에 몸이 왼팔을 차단하고 있어 팔꿈치가 구부러져 아크가 작아진다. 또한 팔로 클럽을 밀어올리면 중심이 왼쪽에 남아있는 이른바 리버스 피봇(Rerverse Pivot)이 되기 쉽다. 왼쪽 어깨를 오른쪽 어깨의 위치까지 돌리면 사람들은 대개 '이렇게 많이 회전해도 되는 건가요?' 하면서 놀라는데 '그 정도로 회전한다'가 정답이다. 상체가 2개의 축으로 움직인다는 상상을 하며 몸 전체를 대담하게 옆으로 돌리는 느낌을 가지도록 한다.

이렇게 어깨의 위치를 움직이는 연습에만 집중하여 1주일 정도 철저하게 마스터 해 두도록 한다. 실력향상을 위한 포인트들을 하나씩 극복해 나가다 보면 여러분의 핸디캡 10은 감소하게 될 것이라고 확신한다.

Point 다운스윙은 단숨에

천천히 하는 백스윙의 효과는 미야자토 아이를 보면 더 잘 알 수 있을 것이다. 신장이 작은데도 불구하고 큰 스윙 아크를 만들기 위해서는 어깨 회전이 충분하지 않으면 안 된다. 톱에서 왼팔을 몸통으로부터 완전히 떨어트리며 양팔이 자유로워진 상태까지 몸을 돌리기 때문에 그만큼 아크를 크게 할 수 있다.

완력이 강한 남성의 경우, 무의식적으로 손놀림을 사용하여 클럽을 올려버리는 경향이 있는데 주의하도록 한다. 어깨를 옆으로 회전시키는 느낌으로 클럽을 올려주어야 한다.

다만, 백스윙은 천천히 하더라도 톱에서 내려오는 다운스윙 이후는 허리가 강하게 리드하면서 단번에 끝까지 휘두를 수 있도록 하는 것이 좋다. 하나·둘·셋이 스윙의 리듬이라고 한다면, 하나·둘까지의 2박자로 톱을 만들고 셋에서 단숨에 휘두르고 빠진다. 이런 감각을 기억해 두도록 한다.

Lesson 02

연습장 매트를 100% 믿지는 말자

소리와 종이를 이용해 더프(뒤땅치기)를 없앤다

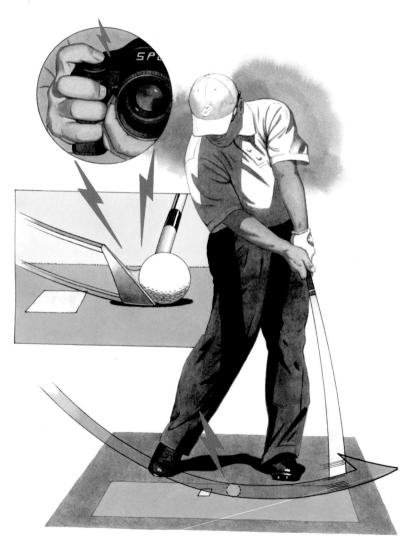

연습장 매트에서 샷을 할 때는 주의해야 할 것이 있다. 연습장에서는 더프를 하더라도 솔이 매트 위로 미끄러지기 때문에 어지간한 타구감이 느껴지게 마련이다. 그렇다면 확실하고 깨끗하게 치기 위해서는 어떻게 해야 할까? 미야자토 골프에서 말하는 연습방법을 통하여 코스에 나가서도 더프를 하는 실수를 줄이도록 하자.

더프를 했는지는 소리로 알 수 있다

연습장에서는 잘 되는데 코스에 나가면 계속해서 더프를 하는 경우가 있다. 이런 버릇을 가진 사람들은 연습장의 매트 때문에 자신이 더프를 하고 있다는 것을 알아차리지 못하고 있을 가능성이 많다. 연습장 매트에서부터 깨끗한 볼을 칠 수 있도록 연습해 놓지 않으면 잔디에서 볼을 깨끗하게 칠 수 없다. 매트에서는 어느 정도 더프를 하더라도 헤드의 솔이 미끄러져서 잘 친 것 같은 느낌이 들기 때문이다.

깨끗하게 친 경우와 그렇지 않은 경우, 이를 구분할 수 있는 방법은 무엇일까? 그것은 볼을 쳤을 때의 타구 소리로 판단하면 된다. 설령 매트 위에서라도 더프를 하지 않고 깨끗하게 볼을 치면 카메라 셔터를 눌렀을 때 '찰칵' 하는 것처럼 깔끔한 소리가 난다. 반대로 더프를 하게 되면 둔탁한 소리가 난다.

손에 전달되는 느낌이 좋을 때 타구 소리 역시 상쾌하게 들린다. 찌부러지듯, 끌리는 듯한 소리를 듣곤 했다면 코스에서 틀림없이 더프를 하게 된다. 스윙을 보지 않더라도 타구되는 순간의 소리만 들으면 그것이 나이스 샷인지 아닌지를 알 수 있다.

더프(뒤땅치기) 볼의 앞쪽을 치게 되는 이유는 무엇일까? 더프는 주로 다운스윙 자세가 어드레스 때보다 낮아졌을 때나 백스윙에서 머리가 오른쪽으로 이동했을 때, 짧고 상쾌한 '탕' 하는 소리가 아닌 둔탁한 소리와 함께 임팩트 되었을 경우에 생긴다.

볼을 깨끗하게 치는 감각을 기르는 방법

더퍼(Duffer, 뒤땅을 잘 치는 사람)들의 볼 감각을 향상시켜줄 수 있는 연습에 대해 알아보자.

볼의 뒤쪽 5~10cm 정도 부근에 3~4cm 정도의 정사각형 종이를 놓는다. 그리고 그 상태에서 볼을 친다. 종이가 날아가 버리면 더프가 되었다는 증거이다. 스윙 후에도 종이가 그 자리에 남아 있다면 깨끗하게 볼을 치는 데 성공한 것이다. 종이를 날리지 않고 쳤을 때에는 카메라 셔터 소리와 같은 맑은 타구 소리가 연습장에 울려 퍼진다.

톱을 한 듯한 볼의 구질로 날아가도 상관없다. 그러나 '탕' 하는 소리가 나지 않으면 안 된다. 가끔 헤드의 번스 때문에 종이가 날아가는 경우가 있는데 이것은 괜찮다. 클럽의 날로 종이를 날리지만 않으면 합격이다.

이렇게 하면 연습장 매트에서도 스스로 깨끗하게 볼을 쳤는지 아닌지를 일목요연하게 알 수 있다. 이 연습을 통해서 깨끗하게 볼을 칠 때의 감각을 몸으로 익혀나가게 되면 코스에서도 더프를 할 걱정을 덜 수 있을 것이다.

우드나 롱 아이언은 임팩트가 조금 아래쪽에서 들어오게 되므로 이 연습은 9번 아이언 정도의 쇼트 아이언으로 하는 것이 좋을 것이다. 종이 대신에 얇은 물체라면 종류에는 상관없다.

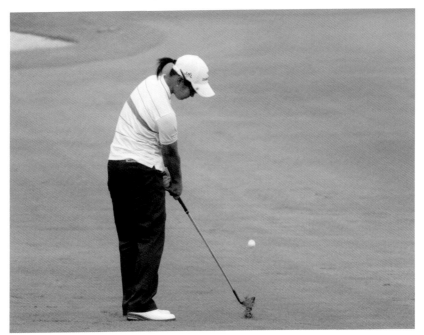

▶ 미아자토 아이의 어프로치 샷을 귀 기울여 들어보면 '탕' 하는 소리가 난다.

Point 장애물의 두께가 두꺼워지면 수준도 향상!

필자는 톰 카이트의 코치를 하고 있었던 어느 유명한 인스트럭터의 워크숍에 참가한 적이 있다. 그때 가장 인상에 남은 것은 볼의 뒤쪽에 벙커 레이크(Bunker Rake: 벙커를 고르게 하는 고무갈퀴)를 놓은 상태에서 샷을 치는 시범을 보여 준 것이었다.

당시 필자는 테이크백이나 다운스윙을 할 때 뒤쪽에 놓인 레이크와 클럽 헤드가 부딪히지는 않을까 조마조마하였던 반면, 그는 아무렇지 않게 멋진 샷을 연발해 내는 것이었다.

본문에서는 종이를 볼 뒤에 놓는 연습을 소개했는데, 쇼트 아이언의 경우라면 조금 더 두꺼운 장애물을 놓아도 입사각을 올바르게 하고 깨끗하게 볼을 치기만 한다면 전혀 방해가 되지 않을 것이다. 우선 종잇조각으로 자신이 얼마만큼 더프를 하고 있는지를 재확인해 볼 수 있기를 바란다.

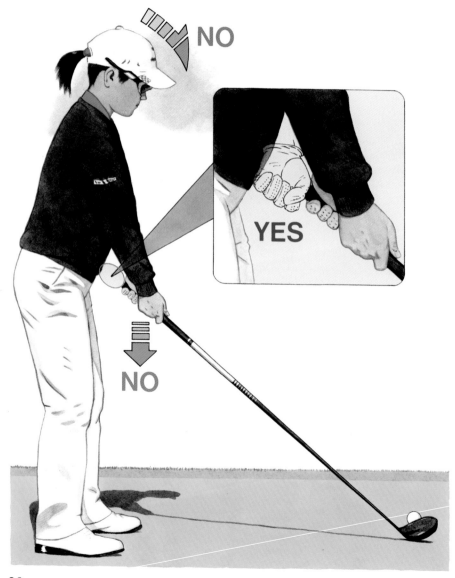

Lesson

비거리 늘리기는 어드레스부터

03 몸과 그립의 간격은 주먹 1개 정도 거리가 최적이다

프로가 시범으로 보이는 '레이트 히트 다운스윙'은 아마추어들에게 있어서는 선망의 대상이다. 헤드 스피드를 증가시키고 임팩트 파워에 크게 관여하는 레이트 히트를 잘 할 수 있는 방법은 무엇일까? 볼과 어느 정도 가까이 서느냐 하는 것에 비거리 10야드를 늘리는 비결이 있다.

레이트 히트가 비거리를 늘린다

볼을 멀리 날려 보내고 싶다. 딱 10야드 정도만 비거리를 더 늘리고 싶다. 이것은 모든 골퍼들의 영원한 소망이다. 비거리가 늘어나면 세컨드가 훨씬 편해진다. 비거리 향상을 목표로 하는 여러분들, 그 힌트는 의외로 어드레스에 있다는 사실을 알고 있는지……

다운스윙에서 얼마나 레이트 히트를 잘 만들어 낼 수 있느냐가 볼을 멀리 날아가게 하는 유일한 비결이다. 그러나 여기에는 먼저 준비가 필요하다. 일단 레이트 히트를 만들 수 있는 어드레스를 구축하는 것이 가장 중요하다.

레이트 히트를 할 수 있는 어드레스란 도대체 어떤 것일까?

이 문제를 푸는 열쇠는 바로 몸과 그립 엔드(끝)의 간격에 있다. 아마추어들 중에는 볼과 떨어져서 어드레스를 하는 사람들이 압도적으로 많다. 그러나 볼에서 멀리 떨어지게 되면 다운스윙에서 겨드랑이를 열고 헤드를 볼에 가져다 대게 된다. 이것은 레이트 히트와 상반되는 움직임이다. 레이트 히트는 다운스윙에서 만들어지는 것으로, 오른쪽 겨드랑이를 조이고 손목의 코킹(Cocking, 꺾임)을 가능한 참으면서 클럽이 내려오도록 할 때 비로소 가능해지는 것이다. 겨드랑이를 조이고 인사이드로 클럽이 내려올 때 헤드가 지나는 곳에 볼이 위치할 수 있도록, 어드레스 할 때부터 이러한 볼의 위치를 만들어 두어야 한다.

헤드 스피드 볼을 멀리 날아가게 하기 위한 클럽 헤드의 속도를 말한다. 완력만으로는 속도를 낼 수 없으며 골프스윙의 철칙인 레이트 히트가 원동력이다.

레이트 히트를 위해서는 볼과 가깝게 선다

다시 말해, 볼을 멀리 날리기 위해서는 볼과 가깝게 서야 한다. 몸과 그립 엔드의 간격은 주먹 하나 정도를 기준으로 한다. 드라이버는 클럽이 긴 만큼 조금 멀어지게 되는데(간격은 주먹 반개 정도 추가) 크게 상관은 없다. 그러나 클럽을 가능한 몸과 가깝게 두는 편이 비거리를 늘릴 수 있으므로 좁은 간격으로 어드레스 하는 것을 잘 익혀두도록 한다.

허리각도(전경자세)를 너무 깊게 하여 숙이거나, 그립을 극단적으로 내린 핸드다운으로 어드레스 하면 볼은 몸에서 멀어진다. 이러한 자세를 객관적으로 보면 그립과 배꼽사이의 간격이 주먹 2~3개 정도로 커져 있다.

거리가 멀어지면 멀어질수록 파워는 반감된다. 이런 상태에서 레이트 히트를 만들려고 오른쪽 겨드랑이를 좁히고 클럽을 내려도 볼은 훨씬 먼 앞쪽에 놓여 있다. 따라서 어쩔 수 없이 겨드랑이를 열고 멀리 있는 볼을 치든지 겨드랑이를 좁힌 상태에서 볼을 치지 못하고 헛스윙을 하든지 하는 수밖에 없게 된다.

클럽이 지나가는 길에 볼이 놓여 있도록 하기 위해서도 몸과 클럽의 간격은 주먹 1개 정도가 이상적이다. 게다가 그렇게 하는 편이 저스트 미트(Just Meet, 정확하게 공을 맞히는 것) 확률도 높아진다.

볼과 가깝게 어드레스 하기 위해서는 허리를 너무 깊게 숙이지 않는 것이 중요하다. 무릎을 쭉 편 상태에서

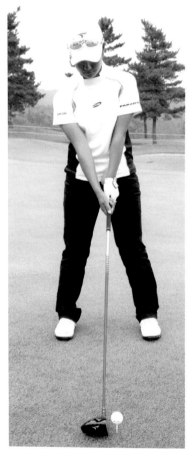

▶그립 엔드가 몸과 가깝다.

상체를 앞으로 굽히고 무릎은 가볍게 구부리는 정도면 좋다. 또한 등을 곧고 높게 뻗는 것도 비거리를 늘리기 위한 어드레스에서는 매우 중요하다. 자세가 다소 부자연스러운 느낌이 들어도 주먹 1개 정도의 좁은 어드레스를 습관화하기 바란다.

배가 나온 사람은 주먹 1개 반 정도까지는 허용범위라고 할 수 있다. 다음 레슨에서는 비거리를 늘리는 최고 비책인 '레이트 히트'에 대해 알아보도록 하겠다.

Point 프로도 방심하면 '주먹 2개 정도의 간격'이 된다

최근 미야자토 아이는 비거리가 20야드 늘어났다. 이것은 기술, 근력, 도구 등 세 가지가 상승효과를 만들어 낸 결과인데, 조금이라도 방심하면 다시 20야드가 떨어질 때도 있다.

하루는 TV로 그녀의 경기를 보며 스윙을 체크하고 있었는데, 그립 엔드와 배꼽 사이가 주먹 2개는 들어갈 정도로 떨어져 있었다. 곧바로 그녀에게 전화를 걸어서는 "볼에서 너무 멀어!"라고 지적해 준 적이 있다. 그 정도로 떨어지면 헤드의 심지 부분은 커녕 헤드 끝 부분으로 겨우 볼을 치게 된다. 피곤하거나 컨디션이 좋지 않을 때는 아무리 프로라고 해도 어느 순간 '좁은 어드레스(비거리가 나오는 자세)'를 만들지 못하게 되는 것이다.

볼이 멀리 날아가지 않는 것을 스윙의 결함 때문이라고 생각하는 경향이 있는데, 실제로는 스윙을 하기 전인 어드레스부터 잘못되어 있는 경우가 많다.

Lesson

04

오른손 그립은 정면, 오른팔은 지렛대 원리로 'И'모양

볼을 멀리 날리고자 한다면
정답은 레이트 히트에 있다

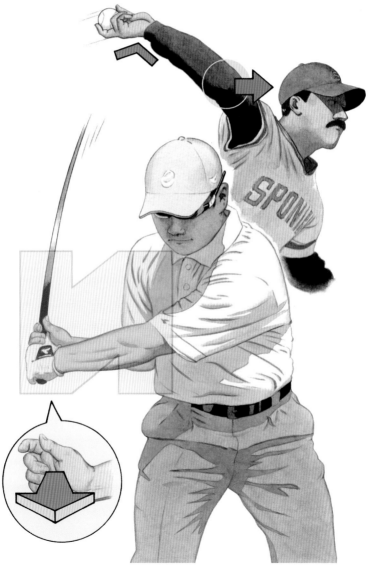

오른손목의 코킹이 풀리지 않도록 잘 참는다

볼을 멀리 날려 보내고자 할 때에는 몸과 그립 엔드의 간격을 주먹 1개 정도까지로 좁히고 좁은 어드레스를 만들어야 한다고 설명하였다. 이번에는 볼이 날아가게 하는 매직 무브먼트(마법의 움직임)인 레이트 히트가 도대체 무엇인지 살펴보자.

레이트 히트는 하프 웨이 다운에서 오른팔에 의해서 만들어지는데, 오른팔 모양이 알파벳의 'N'을 뒤집어 놓은 듯한 'И' 모양으로 움직이는 것을 말한다. 갑자기 이런 'И' 모양이라는 말을 들으면 어렵게 느낄 수도 있겠지만, 그립이 오른쪽 허리 바로 옆으로 왔을 때 오른 팔꿈치를 몸 쪽으로 좁혀 들어오면서 오른손목의 코킹이 풀리지 않은 상태를 '레이트 히트'라고 부르는 것이다. 즉, 오른쪽 겨드랑이의 간격을 좁히면서 손목의 코킹을 참을 수 있을 때까지 풀지 말고 잘 참는다.

그렇다면 레이트 히트로 정말 비거리가 늘어날 수 있을까? 물론이다. 코킹을 참을 수 있을 때까지 참으면 하프 웨이 다운에서 오른 손바닥은 정면을 향하게 된다. 그러나 대부분의 아마추어들은 오른 손바닥이 볼을 향하고 있다. 따라서 볼에 에너지가 전달되기 어렵고 멀리 날아가지도 않는다. 아마추어들은 다운스윙에서부터 반격을 시작한 직후에는 볼을 치려고 하는 의욕이 앞선 나머지 손목의 코킹을 풀어버리는 경우가 많다. 볼을 멀리 날려 보내기 위해서는 지렛대 원리를 이용해야 한다. 참을 수 있을 만큼 손목의 꺾임을 풀지 않고 참은 후에 오른손목을 지렛대 지점으로 여기면 매우 작은 힘으로도 헤드를 힘껏 가속시킬 수가 있다.

성급하게 치는 것은 절대 금물 손으로만 급하게 볼을 쳐서는 레이트 히트를 만들 수 없다. 톱에서 다운스윙으로 바뀌어져 반격을 시작할 때에는 하체가 리드하도록 한다. 그래야 체중을 왼발로 옮기며 몸을 턴 시킬 수 있으며, 이때 레이트 히트도 만들어지는 것이다.

하체를 활용한다

지렛대 원리를 이용하여 만드는 레이트 히트의 움직임은 골프뿐 아니라 다른 스포츠에서도 똑같이 적용된다. 야구에서 투수의 투구 동작을 한번 떠올려 보자. 볼을 머리 위로 높이 쳐든 후에 던질 때 반드시 오른 팔꿈치(오른손잡이의 경우)가 먼저 움직이기 시작하는데, 이때 손목은 코킹되어 있는 상태로 볼을 쥐고 있다가 그 다음 볼이 손에서 떨어지는 순간 손목의 스냅을 사용하여 던지는 것이다. 만약 언더스로(under throw)라면 골프의 다운스윙 이미지와 매우 비슷하다고 할 수 있다.

창던지기에서 투척하는 동작이나 배구에서 공격하는 동작도 팔꿈치와

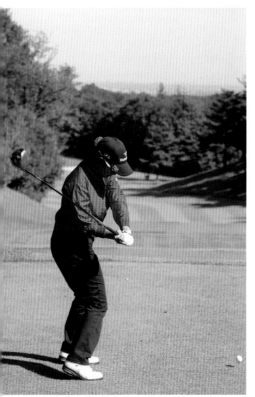

▶ 코킹을 풀지 않고 'ㅅ' 모양을 만드는 레이트 히트를 하고 있는 다운스윙

손목을 지점으로 지렛대 원리를 활용해 볼에 파워를 전달한다는 점에서 레이트 히트의 요령과 완전히 동일하다. 그러나 팔 동작만으로 레이트 히트를 만들 수 있는 것은 아니다. 다운스윙을 시작하며 반격한 후에 하체의 강한 리드가 있어야만 자연스럽게 오른쪽 겨드랑이의 간격을 좁히며 코킹이 풀어지는 타이밍을 늦출 수가 있다. 그렇게 되면 헤드의 스피드도 올라간다. 반대로 상체로 볼을 치려고 하면 코킹이 빨리 풀어지고 오른 손바닥이 볼을 보게 되는 전형적인 아마추어 스윙으로 빠져버리게 되는 것이다.

볼을 날리고자 할 때에는 하프 웨이 다운에서 오른 손바닥을 정면으로 향하게 한다. 이점을 확실하게 하면

서 섀도우 스윙을 거울 앞에서 철저하게 연습하도록 하자. 다음 레슨까지의 숙제는 바로 이것이다.

Point　'М'인지 'И'인지 시행착오 중

코치는 매일 레슨때마다 언어 사용을 고심하게 된다. 감상적인 학생과 이론적인 학생에게 필요한 표현이 각기 다르기 때문이다. 이렇듯 하나의 사물을 설명할 때에도 한 사람 한 사람의 특성에 맞추어 어떤 영향을 끼치는지 생각해야만 한다.

요즘 가장 고민하고 있는 것은 레이트 히트를 어떻게 표현하면 좋겠는가 하는 점이다. 이 책에서는 알파벳 N자를 뒤집어 놓은 듯한 'И'이라는 문자로 설명하였는데, '날아가게 하는 매직 무브먼트'라는 의미로는 'М'이라고 하는 편이 더 알기 쉽지 않을까 하면서 일종의 시행착오를 겪고 있는 중이다.

다운스윙 상태에서 팔꿈치를 먼저 내보내며 손목의 코킹을 유지하고 있는 오른팔의 모습은 정말 'И'과 같은 모양으로 보이는 것이 사실이지만 더욱 적절한 다른 표현이 있을지도 모르겠다. 여러분들도 어떤 다른 좋은 표현이 있을까 생각해 보았으면 한다. 하다보면 스스로 또 한 걸음 발전했다는 기분을 느낄 수 있지 않을까?

05 비거리를 늘리기 위한 고무를 이용한 트레이닝

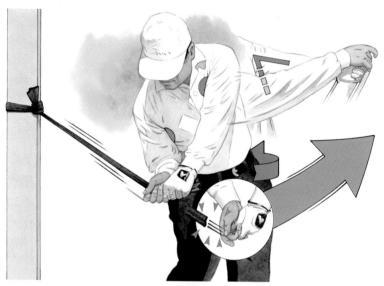

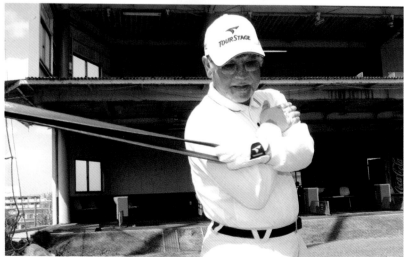

▶ 튜브를 당겼다가 놓는 것으로 폴로의 감각도 마스터 할 수 있다.

레이트 히트를 만드는 방법은 잘 알고 있어도 마음처럼 간단하게 되지 않는다는 것이 아마추어들의 고민이다. 본서에서는 레이트 히트의 감각을 습득하기 위해서 고무를 이용한 트레이닝을 추천한다. 매일 계속하면 근력이 증가하고 게다가 폴로에서의 팔의 움직임도 습득할 수 있는 일석삼조의 효과적인 연습방법이다.

부담이 적은 튜브로도 충분하다

볼을 멀리 날려 보내기 위한 마법의 움직임 '레이트 히트'의 정체가 무엇인지 살펴보았던 지난 레슨에 이어서 이번 레슨에서도 볼을 멀리 날리고자 하는 분들이 필독해야 할 연습방법을 소개한다. '볼을 멀리 보내기 위한 근력 상승'을 위한 것으로 고무를 사용하는 간단한 트레이닝이다.

근력을 키우는 운동이라고 하면 왠지 무거운 것을 들어올리면서 땀을 많이 흘리는 운동이라고 생각하기 쉬운데, 힘든 트레이닝으로 단련할 수 있는 것은 표면적인 단단한 근육이다. 여기에서는 가느다란 고무튜브를 기둥에 묶어서 한 팔로 당기는 방법을 소개한다. 이것은 많이 힘들지 않은 가벼운 운동으로, 골프의 실력 향상에 도움을 주는 부드러운 근육을 만들어준다.

튜브가 아니더라도 트레이닝 용품점에서 간단히 구입할 수 있는 가는 고무밴드를 기둥에 묶어 사용하면 된다. 숨을 내뱉으면서 힘을 사용하여 고무를 당기면 다운스윙에서 레이트 히트를 하는 데에 필요한 팔 위쪽 근육을 단련시킬 수 있다.

굳이 힘들여가며 두꺼운 고무를 당길 필요는 없다. 많은 힘을 필요로 하지 않는 고무로도 괜찮다. 어디까지나 부드러운 근육을 만드는 것이 목적이기 때문이다. 먼저 한 팔로 옆을 향하고 서서 적당한 속도로 고무를 당

실력향상을 위한 기본기술 습득 골프를 잘하기 위한 지름길은 없다는 말이 있다. 그러므로 꾸준히 기본기술을 배워 나가는 것만이 실력향상으로 연결된다. 고무를 사용하는 연습도 매일 착실하게 계속해 나가야 성과가 크다.

기는 연습을 하고, 그 다음은 양손으로 다운스윙을 하는 요령으로 허리의 리드를 사용하여 고무를 잡아당기는 연습에도 도전해 보기 바란다.

완력뿐만 아니라 허리의 힘을 사용하여 고무를 당기기도 한다. 허리를 꼬았다 풀었다를 반복하면서 고무를 당긴다. 이때 좌우의 겨드랑이를 적당히 닫힌 상태로 만들면 다운에서 레이트 히트와 같은 감각을 경험할 수 있다. 오른쪽 겨드랑이는 닫고 있지만 손목의 코킹은 풀려있지 않은 상태, 이것을 고무를 사용한 연습에서 체감해 보도록 한다.

왼쪽 겨드랑이는 열고 중심이동은 천천히

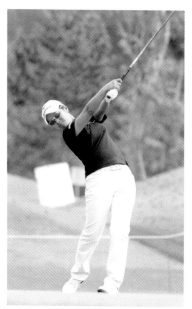

▶작은 체구이면서도 큰 폴로를 스윙을 하고 있는 미야자토 아이의 모습

더욱이 임팩트 상태까지 고무를 힘껏 당긴 후에 놓으면, 폴로에서 왼쪽 겨드랑이를 몸에서 떼면서 큰 폴로를 만드는 팔의 움직임을 익힐 수 있다. 고무를 손에서 놓는 순간에 팔은 힘좋게 목표 방향으로 내던지는 것처럼 된다. 많은 아마추어들은 클럽을 쥐면 이런 움직임을 잘 할 수 없는 것 같다. 임팩트 직후에 왼팔꿈치를 바깥으로 휘두르고 그립을 왼쪽으로 끌어넣는 경향이 있다. 그래서 헤드가 속도를 내지 못하고 아크도 작아지게 되는 것이다. 고무를 손에서 놓는 연습으로 임팩트 이후, 왼쪽 겨드랑이를 힘 있게 몸에서 떼어 내는 느낌을 기억해 두도록 한다.

왼쪽으로 클럽을 끌어넣으면 헤드의 움직임이 작아지고 중심이 뒤에 남아있기 쉽다. 그러나 단숨에 왼쪽 겨드랑이를 열어 팔을 쭉 뻗으면 헤드가 멀리 날아가며 중심도 앞으로 가게 된다.

중심이동을 머리로 생각하지 않고도 자연스럽게 할 수 있을 정도가 될 때까지 연습하도록 한다. 비제이 싱과 같이 체구가 크면 왼쪽 겨드랑이를 닫는 것도 괜찮지만 동양인은 폴로에서 왼쪽 겨드랑이를 열지 않으면 볼이 날아가지 않는다.

고무를 사용하여 근력을 향상시키는 트레이닝. 오늘부터 실천해 보자.

Point · 톱보다 폴로를 크게

미야자토 아이는 신장이 154cm밖에 되지 않지만 작은 체구라는 것을 느끼지 못할 정도로 스윙에서 큰 폴로를 하는 것이 특징이다. 볼을 멀리 날리고자 톱을 욕심내는 사람들이 많은데 그것이 결코 상책은 아니다. 그녀는 오히려 폴로를 크게 하는 편이 아크를 넓게 하면서 헤드 스피드를 올린다는 것을 증명하고 있는 셈이다.

그녀처럼 양팔이 하늘을 향하여 쭉 뻗는 큰 폴로는 몸이 부드럽지 못한 남성에게는 어려울지도 모르겠다. 그러나 왼쪽 겨드랑이를 몸에서 떨어트린 후 가능한 양팔을 쭉 뻗어서 폴로를 하는 것을 잊지 않기를 바란다.

세계적인 선수인 비제이 싱이 왼쪽 겨드랑이를 좁히고 폴로를 한다고 해서 체형이 완전히 다른 우리들이 똑같이 하려고 하는 것은 의미가 없다. 오히려 쭉 늘린 고무를 손에서 놓을 때 왼쪽 겨드랑이가 쭉 뻗는 경험을 하고, 큰 폴로를 습득해 놓는 편이 훨씬 효과적일 것이다.

중장년층도 문제없다! 비거리 20야드 늘리는 비법

테이크백에서 톱까지
오른손은 붙이기만 한다

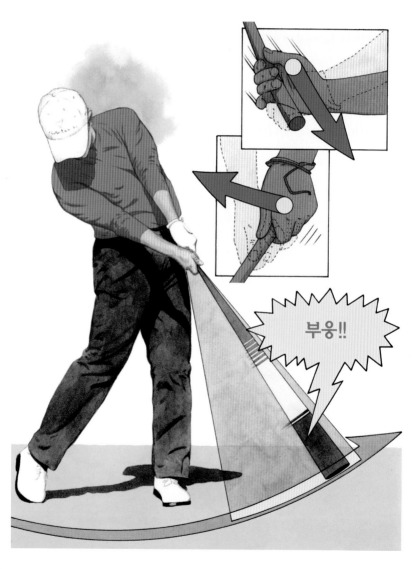

부웅!!

볼을 날리기 위해서 빠질 수 없는 헤드 스피드. 그러나 이것은 있는 힘을 다해서 치는 스윙방법으로는 습득할 수 없다. 포인트는 오른손의 완급조절이다. 테이크백에서 죽이고 다운 스윙에서 살리는 것이 미야자토 골프의 비법이다. 더욱이 임팩트 직후의 폴로에서 헤드 스피드를 높인다는 의식이 강한 임팩트를 만들어 낸다.

죽이고 나서 살린다

비거리를 20야드 늘릴 수 있다면……. 골퍼라면 누구나 희망하는 이런 소망을 이루기 위해서는 헤드 스피드의 향상이 필수 조건이라 할 수 있다. 체력이 감소하는 것을 느끼는 중년층도 할 수 있는 '헤드 스피드 상승 비법'을 알아보기로 한다.

임팩트에서 헤드 스피드를 올리기 위해서는 오른손을 어떻게 사용하느냐가 포인트이다. 테이크백 시작에서 톱까지 오른손은 가져다 붙이는 정도로만 의식하는 것이 좋다. 오른손에 힘을 너무 주면 다운스윙에서 헤드를 달리게 할 수 없기 때문이다.

테이크백에서 오른손에 불필요한 힘을 넣으면 클럽이 이상적인 궤도보다 아웃사이드로 올라가거나 페이스가 클로즈되기 쉬울 뿐만 아니라 톱에서 힘을 주게 되어 오히려 임팩트가 느슨해질 우려가 있다.

오른손잡이인 사람은 특히 오른손으로 클럽을 조절하려고 하는데, 처음부터 힘이 너무 들어가면 톱에서 힘이 부쳐 임팩트부터 폴로까지 소홀히 해버리게 된다. 톱까지는 의식적으로 오른손 힘을 빼고, '왼쪽 어깨에서 클럽 헤드까지가 하나의 라인'이라고 생각하면서 이 반경을 무너트리지 않게 테이크백 하도록 한다.

왼손이 주도 골프는 왼손 게임이라는 말이 있다. 강한 오른손 때문에 생기는 폐해를 경계하는 말로서 왼손과 오른손을 잘 조절하는 것이 그만큼 어렵다는 뜻이다. 균형 있게 양손을 사용하는 것이 중요하다.

몸의 왼쪽 사이드라인을 일직선으로 하여 반경을 무너트리지 않고 헤드를 올리면 페이스는 항상 비구선에 대하여 스퀘어(평행)한 상태를 유지한다.

톱에서부터는 오른손이 나설 차례다. 하프 웨이 다운에서 코킹을 풀기 시작하는 순간부터는 오른손을 적극적으로 사용하여 클럽의 속도를 낸다. 평상시와 같이 손만으로 클럽을 휘두르는 것은 잘못된 것이다. 반드시 허리의 힘 있는 리드가 동반되어야 한다.

헤드 스피드를 높일 수 있는 곳은 단 한 군데

테이크백은 왼손으로만 들어올리고, 하프 웨이 다운에서는 오른손에서 적극적으로 그립을 턴 시킨다는 의식을 갖는다. 이것이 헤드 스피드를 올리는 비결이다. 또 하나 기억해 두어야 할 점은 스윙 중에 헤드 스피드를 올릴 수 있는 곳은 '한 군데'라는 것이다. 이 한 군데를 어느 곳으로 설정해야 볼을 가장 멀리 날릴 수 있을까? 그것은 임팩트 직후부터 그립이 왼쪽 허리 부근에 올라올 때까지 약 45도의 삼각지점이다. 이때 클럽이 허공을 가르면서 '부웅~' 하는 소리를 내는 것이 바람직하다.

폴로에서 '부웅~' 하는 소리와 함께 클럽의 속도를 내는 것이야말로 헤드 스피드를 최대로 만들 수 있게 하는 중요한 임팩트이다. 이런 감각을 실제로 느껴보기 위해서 클럽을 거꾸로 쥔 채 스윙을 하고, 임팩트 이후 45도의 삼각지점에서 '부웅~' 하는 소리가 나도록 연습해보기를 추천한다.

다운스윙에서 오른손을 효과적으로 사용하여 클럽을 거꾸로 쥐고 스윙 연습을 하면서 헤드의 속도를 높이는 감각을 익히면 20야드 비거리 상승도 곧 볼 수 있게 될 것이다.

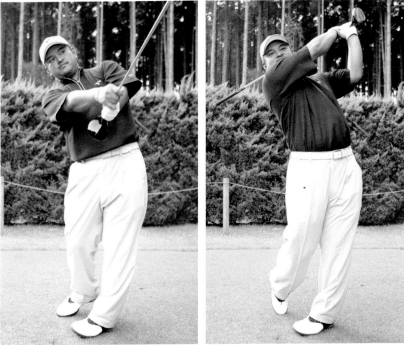

▶비거리를 늘리기 위해서 클럽을 거꾸로 쥐고 스윙을 하며 '부웅~' 하는 소리를 확인하도록
한다.

Point 지렛대 원리로 그립을 턴 시킨다

'오른손은 스윙의 파괴자이다' 라고 말한 사람은 훅으로 고민하다가 스퀘어 그립
을 터득하게 된 벤 호건이었다. 오른손으로 치려고 하면 볼이 왼쪽으로 휘어버리
는 심각한 훅 고질병으로 고민하던 호건은 오른손의 힘을 죽이고 톱 프로의 자리
를 거머쥐게 되었다.

그러나 필자는 오른손의 힘을 반드시 없앨 필요는 없다고 생각한다. 다운스윙에
서 그립이 오른쪽 허리 바로 옆에 오기까지는 코킹을 풀지 말고 참는 것이 레이
트 히트를 만드는 비결이라고 이미 말했다. 허리를 지난 후에는 오른손으로 그립
을 되돌려서 릴리스의 움직임이 헤드를 가속시키는 큰 포인트가 되도록 한다. 볼
을 쳐내는 것이 아니라 하프 웨이 다운에서 오른손의 코킹을 풀어 지렛대 원리로
그립을 턴 시키는 것이다.

오른손 힘을 살리는 것도 죽이는 것도 본인에게 달려 있다. 오른손을 살리는 것은
다운스윙, 죽이는 것은 테이크백이라는 것을 기억해 두기 바란다.

Lesson

07

효과적인 '노 테이크백' 연습

헤드를 '멀리 집어 던지는' 기분으로 폴로를 크게 한다

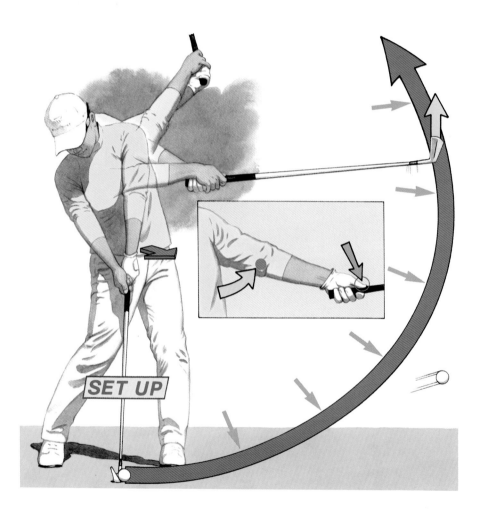

SET UP

폴로를 충분히 하기 위해서는 왼팔꿈치를 겨드랑이에서 떼어 헤드를 멀리 집어 던지는 듯한 느낌이 필요하다. 이런 감각을 습득하기 위해서는 왼팔로만 스윙을 하는 것이 효과적이다. 폴로에서 클럽과 몸의 일체감을 느끼면서 끝까지 스윙을 하는 연습방법을 소개해 보겠다.

2단계 준비 연습

폴로를 크게 하여 볼을 멀리 날리고 싶지만 관절이 경직되어 있는 아마추어들에게는 그야말로 꿈같은 일이다. 그런 독자를 위한 스윙 연습방법을 알아보자.

먼저 왼팔로만 하는 스윙

폴로에서 헤드 스피드를 높이는 첫 번째 포인트는 왼팔꿈치를 겨드랑이에서 떼어내고 헤드를 멀리 내던지는 듯한 감각이다. 임팩트 직후 팔꿈치가 구부러져 팔이 움츠러들면 폴로를 크게 하기는 커녕 끝까지 스윙하는 것도 어렵게 된다. 우선 왼팔로만 스윙을 하여 왼팔꿈치를 쭉 펴는 느낌을 만드는 것부터 시작하도록 한다.

왼팔 스윙으로 팔꿈치를 겨드랑이에서 떼어내는 느낌을 가지게 되면, 다음은 폴로에서 클럽과 몸을 하나로 만들어 얼마나 끝까지 휘두를 수 있느냐가 관건이 된다.

앞장에서 하프 웨이 다운 이후 오른손으로 헤드의 속도를 높이는 것에 대해 이야기 했었는데, 오른손으로 볼을 친다는 의식이 너무 강해도 스윙의 균형이 깨지기 쉽다. 즉, 임팩트 이전에 에너지를 다 사용하면 폴로를 소홀하게 할 우려가 있다는 것이다. 그러면 임팩트에서 폴로까지 클럽과 몸을 어떻게 움직여야 기분 좋게 끝까지 휘두를 수 있을까? 다음 페이지에 이것을 습득할 수 있는 연습을 소개한다.

큰 폴로 안정된 피니시로 향하는 폴로 스루는 헤드가 올바른 궤도를 지나가도록 할 때에 얻을 수 있다. 큰 폴로에 스웨이(sway)는 금물이다. 머리와 몸의 위치 그리고 축에 가장 주의를 기울여야 한다.

노 테이크백 연습

우선 볼 앞에서 임팩트 상태를 만든다. 여기에서 중요한 것은 임팩트는 어드레스의 재현이 아니라는 점이다. 어드레스에서는 허리가 정면을 향하지만 임팩트에서는 허리가 상체를 리드하기 때문에 허리띠의 버클이 왼쪽 경사 45도 전방을 향하는 것이 정답이다. 이러한 기세로 테이크백은 하지 말고 페이스로 볼을 올려 폴로까지 끝까지 휘두르는 것이다.

백스윙 없이 볼을 목표방향으로 보내는 것이므로 팔과 몸을 바르게 움직이지 않으면 이 연습은 하기 힘들다. 물론 볼을 멀리까지 날릴 필요는 없다. 땅볼도 좋으니 곧바로 앞으로 나가기만 한다면 그것으로도 충분하다. 임팩트 상태에서 양팔을 쭉 뻗으면서 앞쪽 팔은 조금 미는 듯이 페이스를 바꾼다. 그리고 볼을 앞으로 옮기는 동작을 반복해 나가면 오른팔의 사용방법이나 왼쪽 겨드랑이를 떼어내는 감각을 점차 몸으로 느끼게 될 것이다.

임팩트 후에는 헤드의 토우 부분이 하늘을 향하도록 클럽을 끝까지 휘두른다. 이때 양 팔꿈치를 구부려서 그립을 왼쪽으로 말아 넣으면 볼이 나아가는 것이 방해를 받는다. 직접 해보면 어떤 느낌이 드는가? 아마도 폴로를 크게 하면 볼을 옮기는 느낌이 들었을 것이다. 왼손으로만 스윙을 하면서 임팩트 상태에서 볼을 페이스로 올려 끝까지 휘두르는 2단계 자세 연습으로 쭉 뻗어 나가는 폴로에 도전해 보자.

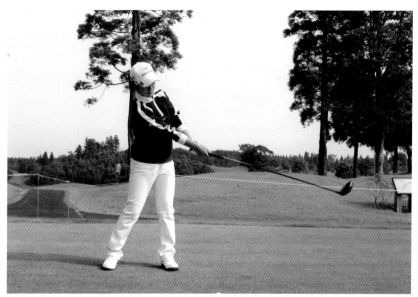

▶쭉 뻗어 나가는 폴로의 이상적인 모습

Point 머릿속으로는 '섬 다운'

미야자토 아이의 상태가 좋지 않을 때는 대개 백스윙의 한 부분에서 클럽이 잘못 움직이는 경우가 많다. 그러나 신기하게도 폴로가 나빠지지는 않는다. 그것은 어린 시절부터 폴로에서는 왼팔꿈치를 겨드랑이에서 떼어 하늘을 향해 크게 휘두르는 습관을 들였기 때문이다.

폴로를 크게 만드는 데 중요한 다른 한 가지는 폴로에서 왼손 엄지가 너무 빨리 위로 향하지 않도록 하는 것이다. 이것을 필자는 '섬 다운(엄지 내리기)'이라고 부른다. 손목을 평평하게 하여 왼쪽 엄지가 지면을 가리키는 시간이 오래 유지되도록 하면 큰 폴로와 큰 아크를 만들 수 있다. 여러분도 '섬 다운'이라는 말을 기억해 두기 바란다.

08

이상적인 어드레스는 방향성 안정과 직결

양팔의 힘을 빼면
제구력도 향상된다

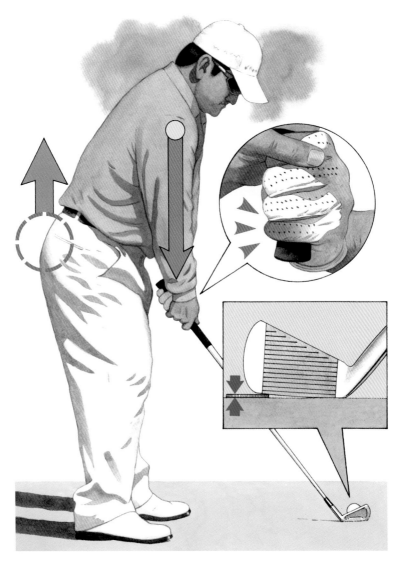

아무리 볼을 멀리 날려 보낼 수 있다 해도 방향을 잘못 예측하면 의미가 없다. 방향성 안정은 스코어를 만드는 데에 빠져서는 안 되는 중요한 사항이다. 우선 어드레스를 체크한 후에 몸과 팔의 관계, 그립의 위치 등을 한 번 더 확인해 보자. 스윙의 정확도를 높이는 첫걸음은 올바른 자세를 만드는 것이다.

몸은 부등호인 '〈' 모양으로 만들고 양팔은 늘어트린다

앞서 볼을 날리는 노하우를 배워 보았다. 비거리를 늘리는 비결을 학습했다면 이제는 방향성을 얼마나 안정시킬 수 있는가로 주제를 바꿔보도록 하자. 여기에서는 그립을 핀 포인트로 하여 공략하는 비결을 소개하려고 한다.

방향성이 나쁜 사람은 자세, 다시 말해 어드레스에 문제가 있는 사람이 많다. 이런 사람들은 스윙을 이것저것 교정하기보다 먼저 자세를 재확인할 필요가 있다. 자세 중에서도 특히 몸과 팔의 관계, 그리고 그립의 위치가 개선해야 할 주요 포인트이다.

어드레스에서 핸드업(Hand Up, 어드레스에서 손을 띄우는 기분으로 자세를 취하는 것)이 너무 많이 되는 것도 좋지 않다. 반대로 위에서 그립을 눌러 내리는 핸드다운도 좋지 않다. 라이 각도를 살려서 어드레스 하지 않으면 볼의 방향이 정해지지 않는다.

손목에 각도가 생기지 않도록 하면서 어드레스 하면 지나치게 핸드업 되는 경향이 생기고 볼을 잘 잡지 못하게 된다. 반대로 손목 각도가 너무 큰 경우 역시 상체가 심하게 구부러지는 부자연스러운 자세가 되어 스윙의 정확도를 떨어트린다.

비거리와 방향성 이 두 가지는 예전부터 가장 어려운 과제로 여겨져 왔다. 볼을 날리기 위해서 강하게 스윙을 하면 궤도를 망치는 원인이 되므로 페어웨이를 유지하기 위한 컨트롤을 무엇보다 우선시해야 한다.

앞서 허리각도를 너무 깊게 만들지 말라고 언급한 바 있다. 이 점에 유의하면서 허벅지가 시작되는 부분부터 상체를 구부려 앞으로 숙인 후, 엉덩이가 조금 올라가도록 몸을 쭉 펴서 몸 전체를 큰 부등호 '〈' 모양으로 만든다. 그리고 양팔은 중력에 거슬리지 않게 아래로 늘어트린 상태로 그립을 한다. 이것이 몸과 팔의 적절한 관계이다.

핸드업도 핸드다운도 아닌 적절한 손의 위치를 만들어 주는 것은 중력에 거스르지 않는 양팔의 탈력 감각이다.

클럽 끝 부분에 틈을 만든다

한 가지 더 중요한 것은 솔(클럽의 아래 바닥부분)이 지면과 완전히 딱 붙어있지 않도록 하는 것이다. 방향성을 좋게 하려면 어드레스를 할 때 클럽의 토우 아래에 100원짜리 동전 하나 정도의 간격을 두는 것이 이상적이다. 이 작은 공간이 라이 각도대로 준비되었는지 그렇지 않은지의 기준이 된다. 토우 부분을 살짝 들뜨게 하여 어드레스 하는 것이 정확한 샷으로 가는 디딤돌이 되는 것이다.

그럼 어드레스는 어떻게 만들까? 그립을 할 때 약간의 비법이 있다. 양손 모두 손바닥이 아닌 손가락으로 쥐고, 특히 왼손 새끼손가락으로 그립하는 느낌을 갖는다. 이렇게 하면 핸드업도 핸드다운도 아닌 이상적인 손의 위치를 만들기 쉬워진다. 또한 오른손을 너무 강하게 쥐면(오른손잡이의 경우) 이 힘이 너무 강해서 풀훅(Pulled Hook, 스트레이트로 왼쪽으로 볼이 날아가는 것, 훅과 다름)의 원인이 되므로 주의하도록 한다. 오늘부터 곧바로 클럽 한 자루를 앞에 놓고 매일 아침 저녁으로 이번 장에서 배운 어드레스를 익혀보도록 하자.

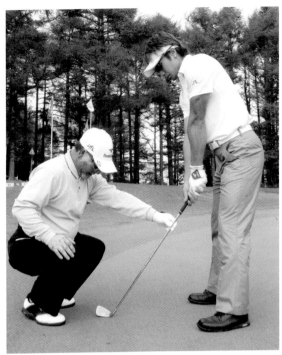

▶ 올바른 어드레스를 체크하고 있는 미야자토 씨

Point　　드로우와 페이드는 궤도로 구분하여 친다

프로 중에는 손의 위치를 의도적으로 미세하게 상하 조절함으로써 드로우와 페이드를 구분하여 치는 사람도 있다. 그러나 아마추어가 이렇게 하기는 매우 어렵다. 지나치게 핸드업이 되면 페이드 샷을 구사할 때 빗나갈 확률이 높고, 반대로 너무 핸드다운 돼버리면 드로우 샷을 할 때 덕훅(Duck Hook, 코스에서 많이 벗어나는 훅)이 나올 가능성이 높아진다. 따라서 드로우와 페이드는 그립의 위치가 아닌 궤도로 구분하여 쳐야 한다는 것이 필자의 생각이다.

그럼 핸드업과 핸드다운 중 무엇이 더 좋을까? 여기에 대해서는 오래전부터 의견이 분분하다. 필자는 다운도 업도 아닌 중간 정도의 핸드미들이 가장 이상적이라고 생각한다. 그립을 하는 방법이 올바르면 극단적인 핸드업이나 핸드다운은 발생하지 않을 것이다.

09 오른손 손가락 악력으로 릴랙스를 만들어낸다

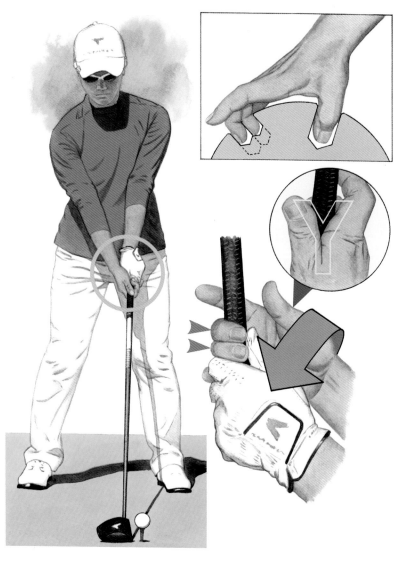

'힘을 빼자!' 머리로는 잘 알고 있지만 볼을 멀리 날려 보내고자 할 때에는 자신도 모르게 힘이 들어가 버린다. 이런 상태를 피하기 위해서 빠트려서는 안 되는 중요 포인트가 오른손 그립 방법이다. 손가락으로 쥐고, 중지와 약지 끝의 감각에 의식을 집중하면 전체적으로 힘이 들어가는 것을 막을 수 있다.

손가락 전체를 완전히 붙이지 않는다

전력을 다해서 클럽을 휘둘러도 볼은 날아가지 않는다. 그러나 반대로 릴랙스된 상태에서 클럽을 휘두른 순간 생각 이상의 결과를 보게 되는 경우가 있다. 이렇게 '릴랙스 된 순간'을 의도적으로 연출해 내는 것은 불가능한 것일까?

볼을 날려 보내려고 이를 악물고 치는 것보다는 어깨 힘을 빼고 몸 어느 곳에도 힘이 들어가지 않은 상태로 스윙을 하는 편이 나이스 샷을 만들어 낼 확률을 높이는 것이다. 그러나 긴장한 상태에서 갑자기 힘을 빼라는 주문을 한다고 해서 간단히 힘을 뺄 수 있는 것은 아니다. 아예 처음부터 쓸데없는 힘이 들어가지 않도록 해 두는 것이 좋다. 처음부터 불필요한 힘이 들어가지 않도록 하는 그립 방법을 익혀두면 힘을 넣으려고 해도 넣을 수 없게 된다.

포인트는 오른손의 그립이다. 야구 방망이를 쥐듯이 손바닥을 딱 붙여서 쥐면 가만히 있어도 강한 오른손(오른손잡이의 경우)에 불필요한 힘이 들어가게 된다. 중요한 것은 손가락 끝이 그립에 걸리는 듯한 느낌으로 쥘 수 있는가 하는 것이다.

그립의 중요성 몸과 클럽간의 유일한 접점인 그립은 말할 나위 없이 중요한 기본이다. 골프 실력은 그립을 어떻게 하고 있는지만 봐도 알 수 있다고 말할 정도이다. 올바른 그립 방법을 습득하는 것이야말로 실력향상을 위한 지름길이다.

볼링에서 배우자

엉뚱하게 들릴지도 모르지만 참고로 하면 좋은 것이 볼링이다. 볼링공은 엄지와 중지, 약지 세 손가락으로 쥔다. 보통은 무거운 볼을 떨어트리지 않으려고 손가락 구멍을 깊게 파 놓지만 특별 주문하여 제작한 볼에는 구멍이 깊지 않다. 왜냐하면 손가락 끝으로 볼을 쥐는 편이 볼에 미묘한 회전을 가할 수 있는 등 조절력을 높일 수 있기 때문이다. 이 점이 바로 손바닥이 아닌 손가락 끝을 볼에 걸리게 하여 쥐는 골프 그립의 발상과 비슷하다고 할 수 있다.

오른손은 중지와 약지의 악력만으로 쥐면 된다. 손가락 전체가 아닌 이 두 개의 손가락에만 집중하면 오른손의 힘은 반감되고 힘을 넣으려고 해도 들어가지지 않기 때문이다.

그립을 오른손의 제1관절과 제2관절 사이를 통과시키면서 손가락 끝에 걸리도록 쥔다. 이때 그립과 손가락 사이에 틈이 생기지 않도록 밀착시키는 것이 중요하다.

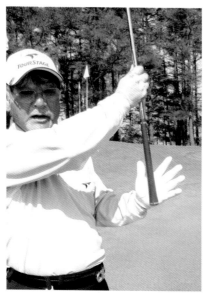
▶손바닥으로 쥐는 좋지 않은 그립

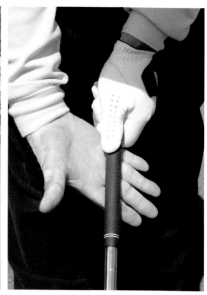
▶손가락으로 쥐는 올바른 그립

그립과 손가락 사이에는 미세한 틈도 만들지 않는 것이 이상적이다. 또한 오른손 엄지와 검지는 처음에는 그립 위에서 약간 띄운 상태로 양손 손가락 모두 연결되는 부분을 조이고, 오른손에서 엄지가 시작되는 밑동 부분에서 Y자를 만들고 나서 그립형태로 잡아 준다. 이때 왼손 엄지를 부목으로 만들어 준다는 느낌으로, 이 부목이 오른손 엄지의 밑동부분에서 만들어진 Y자 부분에 의해서 감싸 쥐도록 한다. 이렇게 하면 양손을 일체화시킬 수 있다.

오른손 엄지 밑동에서 Y자를 만들면 손안에서 클럽이 움직일 걱정이 없어진다. 어깨 힘을 빼고 볼에 최대한의 파워를 전달하기 위해서 오른손(오른손잡이의 경우)은 가볍게 걸치듯이 부드럽게 쥐어야 한다. 클럽을 항상 가까운 곳에 두고 의도적으로 힘을 빼고 쥐는 방법을 마스터 하도록 하자.

Point 최대한으로 이완하면서 컨디션 회복

스윙은 나쁘지 않은데도 볼의 비행방향이 안정되지 않는 경우가 있다. 2002년 가을 미야자토 기요시가 바로 이런 상태에 빠져 있었다. 그해 그는 미즈노 오픈에서 2위에 올랐으며 영국 오픈에서 플레이를 하는 행운을 얻게 되었다. 그러나 빅 토너먼트가 계속되는 가을이 시작될 무렵, 컨디션이 급격하게 떨어졌다. 결국 4번 연속으로 예선 탈락한 후 일본 오픈을 맞이하게 되었다.

이 대회가 시작되기 직전에 나는 갑자기 그가 하는 스윙의 결점을 알아차리게 되었다. 오른손에 힘이 너무 들어가 있는 것이 원인이었다. 아무리 완벽한 스윙도 오른손으로 볼을 치려고 하면 미묘하게 균형이 깨지게 된다. 나는 그에게 오른손 그립 압력을 최대한 완화시키도록 지시하였다. 그 결과, 예선탈락의 고배를 맞이했던 기요시는 단독 7위에 입상하게 되었다. 아주 사소한 어드바이스가 승패를 좌우지할 수도 있는 것이다. 코치로서 가슴을 쓸어내릴 정도로 긴장했던 순간이었다.

10 라운드 전의 연습은 되도록 간단하게 한다

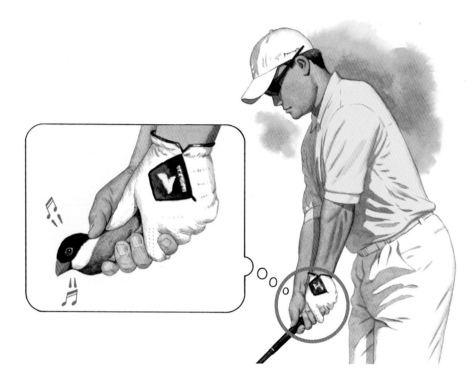

라운드를 시작하기 전에 연습을 하는 것은 하지 않는 것보다는 당연히 낫다. 그러나 아무런 목적 없이 볼을 치는 것만으로는 의미가 없다. 미야자토 골프에서는 효과적인 연습방법으로 우선 퍼트, 가볍게 볼치기 그리고 마지막으로 완성 퍼트의 순서를 추천한다. 몸이 뻣뻣하여 부드럽지 않을 때, 특히 아침에는 그립에 불필요한 힘을 넣지 않도록 하는 것이 중요하다.

일단은 그린으로 가자

지금까지 볼을 날려 보내는 방법과 방향성 두 가지를 축으로 스윙의 요령을 배워보았다. 이번에는 주제를 바꾸어서 라운드 전의 효과적인 연습 방법에 대해 알아보자.

아침 일찍 하는 티샷의 긴장감을 조금이라도 누그러트리고 싶은 마음에서인지, 코스에 도착하자마자 연습장으로 직행하여 전력으로 드라이버를 휘둘러대는 사람을 자주 보게 된다. 그러나 18홀, 1타라도 적은 스코어를 만들기 위해 중요한 것은 1~1.5미터 정도의 짧은 퍼트를 얼마나 확실하게 넣느냐 하는 것이다. 드라이버를 너무 휘두르는 것은 스코어를 만드는데 방해가 될 수 있다.

아침부터 연습장에서 드라이버를 계속 휘두르며 티 그라운드에 서 있어 본 사람들이 적지 않을 것이다.

보통은 아침에 연습장에서 볼을 친 후에 마지막으로 그린에서 퍼팅을 하고 나서 라운드를 시작하는 것이 일반적이다. 그런데 이것은 순서가 반대라고 할 수 있다. 왜냐하면 드라이버를 휘두르는 것으로 그립에 불필요한 힘이 너무 들어가 퍼팅의 미묘한 터치를 만들어 낼 수 없게 돼버리기 때문이다.

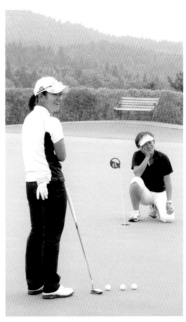

▶일단 그린으로 먼저 나간다.

스트레칭 효과 코스에 도착한 후 라운드를 시작하기 전에 스트레칭을 하는 것은 볼을 치는 것보다 효과적이라고 한다. 어깨, 등, 목 등을 릴랙스시키면 긴장감을 덜 수 있다.

짧은 거리에서 자신감을 얻자

아침에 연습할 때에는 우선 완전히 백지 상태로 그린에 서는 것부터 시작하도록 한다. 롱 퍼트를 여러 타 굴러가게 한 다음 1.5~2미터 정도의 평평하고 곧은 라인에서 계속해서 컵 인(Cup In)시켜 '땡그랑' 하는 경쾌한 소리에 익숙해지면서 자신감을 키워나가도록 한다. 쇼트 퍼트는 절대로 놓치지 않겠다는 자신감을 가지게 되면 자연스레 롱 퍼트도 강하게 칠 수 있다. 들어갈 확률 또한 높아지게 된다.

몸을 풀어주는 정도

그린 위에서 퍼팅의 미묘한 터치를 확인한 다음 타구연습장에서 볼을 쳐도 좋지만, 이때에도 볼을 날리려는 생각만으로 힘을 주면 역효과가 발생하니 주의한다.

라운드 하기 전의 연습은 어디까지나 워밍업이다. 실제 라운드와 마찬가지로 볼을 날리려고만 해서는 안 된다. 하프 샷으로 클럽의 심지로 볼을 잡는 감각을 느끼고 드라이버는 마무리로 4~5타 정도, 80%의 힘으로 스윙을 하면 좋다. 타구의 비행방향보다는 적당히 몸을 풀어주는 데에 주력한다.

겨울에는 스트레칭

타구연습장이 없는 경우에는 스트레칭을 정성껏 해줄 것을 당부하는 바이다. 특히 추운 시즌에는 등이나 겨드랑이, 옆구리를 충분히 늘려주어야 어깨 회전이 부드럽게 된다.

프로는 우선 퍼트를 하여 볼을 굴러가게 한 후에 연습장에서 볼을 친다. 그리고 한 번 더 퍼팅 그린에서 마무리를 하는데, 연습장에서 워밍업을 하기 때문에 미묘한 터치도 만들어 낼 수 있는 것이다. 자주 말하지만 퍼팅도 샷도 작은 새를 감싸듯이 부드럽고 포근하게 쥐도록 한다.

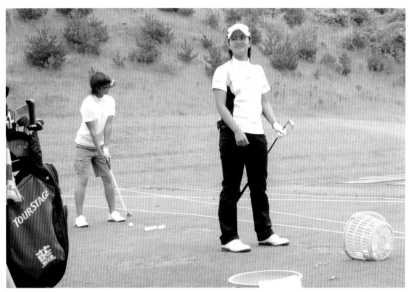

▶80%의 힘으로 타구연습을 한다.

그러면 오늘부터 바로 라운드 전의 연습 순서는 퍼팅이 우선, 타구연습을 나중에 하는 것으로 정해보는 것은 어떨까?

Point 　가장 좋은 균형은 오른손 3할, 왼손 7할

드라이버의 상태가 좋으면 대체적으로 퍼팅이 좋지 않다. 반대의 경우도 마찬가지로 퍼팅이 좋을 때에는 왠지 드라이버 상태가 좋지 않다.

영국 여자 오픈 예선에서 떨어졌을 때, 미야자토 아이가 바로 이러한 상태였다. 드라이버는 미국 투어에서 장타 선수들에게 뒤지지 않는데 짧은 퍼트들이 잘 들어가지 않으면서 아쉽게 패배를 하고 말았다.

롱게임과 쇼트게임, 양쪽 모두를 향상시키기 위한 유일한 방법은 드라이버의 그립에 힘을 너무 넣지 않는 것이라고 해도 과언이 아니다. 연습장에서 드라이버를 단숨에 휘둘러 버린 후의 그립은 마치 모래를 쥐어짜는 듯한 감각이 돼버리는 경향이 있다. 그러나 이렇게 하면 오히려 볼이 날아가기 힘들다. 특히 오른손잡이의 경우 오른손의 그립을 강하게 쥐는 것은 금물이다.

그녀는 오른손 3할, 왼손 7할의 느낌으로 그립을 쥐고 난 후 샷과 퍼트가 동시에 안정되었다고 한다.

11 거리감각 마스터 하기! 100야드를 목표로 하라!

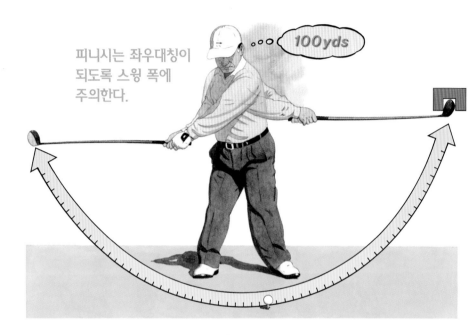

피니시는 좌우대칭이
되도록 스윙 폭에
주의한다.

100 yds

거리감각을 익히기 위해서는 자신의 '기준'을 만드는 것이 선결과제이다. 우선 100야드를 정확하게 칠 수 있는 클럽과 스윙 폭을 파악한다. 여기에서 거리감에 대한 조절이 시작된다. 때에 따라서는 드라이버로 100야드를 치는 연습도 응용력을 익히는 데에 효과적이다.

힘주지 말고 가볍게

샷에 있어서 아마추어들은 좌우로 생기는 흔들림을 싫어하지만 앞뒤로 흔들리는 것에 대해서는 의외로 무관심하다. 그러나 상급자가 될수록 앞뒤 흔들림으로 생기는 오차가 스코어를 만드는데 방해가 되는 것을 실감하게 된다면 어떻겠는가? 이번에는 올바른 거리감각을 익히기 위한 방법을 알아보도록 한다.

샷도 퍼트도 마찬가지지만 거리감을 익히기 위한 최대의 비결은 자신 나름대로의 척도, 다시 말해 기준을 만드는 것이다. 우선 피칭 에지로 허리에서 허리까지 하프 샷으로 기준인 30야드를 치고, 이때의 감각을 확실하게 기억해 놓는다. 30야드의 기준에 대한 감각이 생겼다면 다음은 휘두르는 폭을 바꾸어 어깨에서 어깨까지 스윙을 하고 어느 정도 볼이 날아가는지를 시험하면서 천천히 거리감을 파악하는 훈련을 하면 좋다.

이 중에서도 실천하기에 가장 좋은 기준이 되는 것이 100야드이다. 어느 정도로 휘두르고 어떤 클럽을 사용하면 이 거리를 확실하게 칠 수 있는지를 파악하는 것이 급선무이다. 클럽을 힘껏 휘둘러서 100야드를 치는 것이 아니라 힘을 주지 않고 가볍게 휘둘러서 100야드를 확실하게 치는 것이 중요하다. 가장 편한 느낌으로 100야드를 확실하게 칠 수 있도록 하는 자신 있는 클럽 한 자루가 있다면 그것을 축으로 매니지먼트를 하면 좋다. 그 다음은 스윙의 폭과 클럽의 번호를 바꾸어 거리를 계속 다양하게 늘려나가면 되는 것이다.

좌우대칭 백스윙과 폴로 스루의 크기는 균형 있고 동일하게 한다. 어느 한쪽의 크고 작은 차이로 거리를 조절하는 것은 가능하면 피하도록 한다. 또한 임팩트의 강약으로 조절하는 것도 피해야 한다.

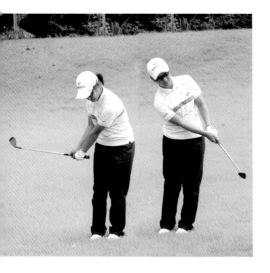

드라이버에서도 동일하다

마찬가지로 때에 따라서는 드라이버로 100야드를 치는 발상 전환도 필요하다. 의외로 이것이 거리감각을 높이는 효과적인 열쇠가 된다.

정확하게 100야드를 칠 수 있는 자신 있는 클럽을 갖게 되었다면 다음은 어떤 클럽으로도 100야드를 칠 수 있도록 응용력을 익힌다. 물론 드라이버로도 칠 수 있게 해야 한다.

볼을 날리는 것뿐만 아니라 스윙을 짧게 하여 허리에서 허리까지 또는 어깨에서 어깨까지 스윙을 하고 볼이 어느 정도 날아가는지를 체크한다. 풀스윙을 하지 않고 치는 훈련을 해 나가다 보면 미트율이 올라가기 때문에 거리감뿐만 아니라 비거리를 높

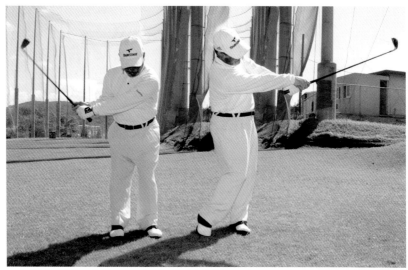

▶거리감을 익히는 데에는 100야드를 확실하게 칠 수 있는 클럽과 스윙 폭을 파악하는 것이 중요하다.

일 수 있는 효과도 기대할 수 있다.

일반적인 성인 남자라면 드라이버로 허리에서 허리까지 스윙을 하면 100야드 정도 볼을 날리는 것이 가능하다. 어깨에서 어깨까지라면 150~180야드는 확실하게 칠 수 있다. 드라이버에서 100야드를 치는 기분으로 휘두르면 방향성까지 안정된다.

하프 샷이나 쓰리 쿼터(Three Quarter, 일반적인 샷의 4분의 3의 크기로 스윙을 하는 것)에서 주의해야 할 것은 톱을 작게 하는 것뿐만 아니라 피니시가 좌우대칭이 되도록 주의하는 것이다. '피니시는 이 위치'라고 정하면 그 부분과 클럽이 맞도록 의식하면서 스윙을 한다. 거리감각은 폴로에서 만들어진다는 것을 기억해 두도록 하자. 볼을 날리려고 힘을 주지 말고, 어떤 클럽으로도 항상 같은 감각으로 스윙할 수 있도록 하면 거리감은 더욱 안정될 것이다.

목표치인 100야드를 만들기에 앞서 자신 있는 클럽을 찾는 것부터 시작해 보자.

Point 한 여중생의 용기에 감격

2003년 한 대회에서 미야자토 미카라는 여중생이 참가했는데, 그녀가 중학생이라고는 도저히 믿기지 않는 침착한 판단력을 선보였을 때의 감동이 떠오른다.

핀까지 140야드 남은 한 홀에서 미카는 샷을 오른쪽으로 휘게 하여, 고무나무 아래 밑으로 볼을 보내 버렸다. 그런 상황에서는 보통 쇼트 아이언으로 쳐낸다. 그런데 그녀는 망설이지 않고 드라이버를 선택하여 하프 샷으로 땅볼을 치고는 페어웨이의 한 가운데로 볼을 보내 멋지게 파를 해낸 것이었다.

나무 아래를 빠져나가기 위해서는 로프트가 서 있는 클럽이 효과적이다. 게다가 거리를 내지 않으면 안 되는 상황이므로 그녀에게는 이 방법밖에 없었다. 평상시에 드라이버는 단순히 볼을 멀리 날려 보내는 도구라는 고정관념에 사로잡혀 있지 않은 점이 멋있었다. 때에 따라서는 드라이버로 100야드를 쳐 보는 용기를 여러분도 배워보기 바란다.

12 라운드 하루 전에는 롱 아이언으로 자신감을 얻자

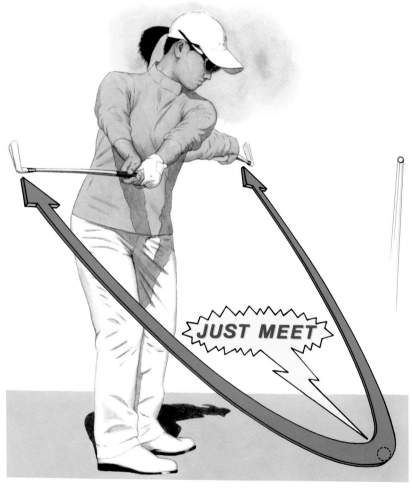

JUST MEET

한 가지에만 집중!
롱 아이언의 하프 스윙으로 볼을 정확하게 잡도록 하자.

라운드 하루 전, 월 1회 정도 골프를 치는 사람이라면 즐거움에 대한 기대와 함께 불안함도 생기기 마련이다. 좋은 샷을 칠 수 있을까, 퍼트는 잘 할 수 있을까 하는 생각이 들 때에 효과적인 연습법이 롱 아이언으로 조절하는 것이다. 어려운 클럽으로 좋은 감각을 얻게 되면 이것이 자신감으로 연결되는 심리효과를 얻을 수 있는데, 경기 바로 전날 할 수 있는 연습법이 바로 이것이다.

자기 자신에게 암시한다

경기가 다음 날로 임박해 있어서 연습을 할 시간이 없다. 이런 위기상황으로부터 탈출할 방법은 없을까? 다음 날의 경기에 바로 도움을 줄 수 있도록 지금 이 순간부터 해도 늦지 않는 스윙 만들기의 최고는 무엇일까? 골프는 하루아침에 만들어지는 것이 아니다. 착실하게 연습을 해 나가는 것이야말로 실력향상의 유일한 지름길이다. 그러나 이러한 진리를 잘 알고 있음에도 불구하고 느긋한 마음을 갖는 것이 불가능한 경우도 있다. 필자만 하더라도 사람들을 가르치기만 하다보면 정작 자신이 연습할 여유가 없어 다음날 골프를 해야 할 때는 월 1회 골프를 하는 기분을 잘 알 수 있다. 이럴 때 효과적인 것이 롱 아이언으로 하프 샷을 하는 것이다.

경기 하루 전날에는 골프가방에서 가장 긴 아이언으로 볼을 쳐낸다. 이 때 이것저것 욕심 부리지 말고 롱 아이언 한 자루로 연습해두면 다음날 편안한 마음으로 골프를 칠 수 있다. 또한 어려운 클럽을 사용하여 자기 암시 효과를 거둘 수도 있다. '4번 아이언을 칠 수 있었으니 7번 아이언 쯤은 간단해!' 와 같은 자신감이 생기게 되면 마음을 편안하게 가지고 티 그라운드에 나갈 수 있을 것이다. 그리고 실제로 7번 아이언이 쉽다고 여겨질 것이다.

실력향상에 지름길은 없다 골프 실력을 향상시키기 위해서는 기본 기술을 착실하게 반복 연습하는 수밖에 없다는 말은 이제 하나의 격언으로 여겨질 정도이다. 연습시간이 적은 월 1회 골퍼들도 자택에서 퍼팅 연습을 하는 정도의 노력은 필요하다.

똑같은 비행거리를 목표로 한다

이때 체크해야 할 포인트가 있다. 예컨대 오른쪽 어깨가 깊이 파고 들어가지 않도록 다운스윙에서는 클럽을 인사이드에서 내려오게 한다거나, 팔이 아닌 허리가 리드하도록 하여 클럽을 내리도록 하는 것들이다. 이런 점들에 주의하여 롱 아이언으로 도전하는 자세가 중요하다.

골퍼는 무언가에 집중하다가도 5분만 지나면 완전히 다른 별개의 것을 생각하게 된다. 지금 이 순간에는 인사이드에서 클럽을 내리는 것에 집중하고 있더라도 타수가 20정도 나며 어느새 그립을 신경 쓰게 된다. 그러나 이것저것 욕심을 내면 모든 것이 어정쩡하게 돼버리므로, 중요 포인트를 하나에 고정시키고 그 주제에 몰입하는 것을 최우선으로 해야 한다. 그렇기 때문에 롱 아이언 한 자루로 한 가지 포인트에만 주의하면서 집중적인 반복 연습을 하는 것이 의미가 있는 것이다.

롱 아이언은 어려우므로 볼의 비행방향에는 신경 쓰지 않아도 좋다. 볼을 멀리 날리는 것보다 클럽의 심지부분에서 볼을 잡는 감각을 익히는 것이 중요하다. 필자도 가끔 3번 아이언을 치면 처음에는 번번이 실패하면서 땅볼만 치게 된다. 그러나 하프 스윙을 20~30분 정도 계속해서 하다 보면 점점 심지부분에 맞아 떨어지게 된다. 이것이 가능해진 후에도 그만두지 말고 몇 십 타를 치더라도 같은 비행방향으로 나갈 수 있도록 될 때까지 계속해서 연습하도록 한다.

어려운 클럽을 사용하여 한 가지에만 집중하는 연습방법은 다음날 경기에 대한 준비인 동시에 스윙을 만드는 핵심이라고 할 수 있다. 롱 아이언의 하프 스윙에서 저스트 미트 되는 감각을 확실하게 맛보도록 하자.

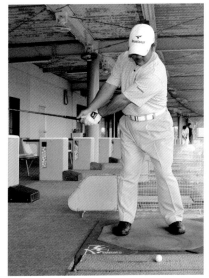
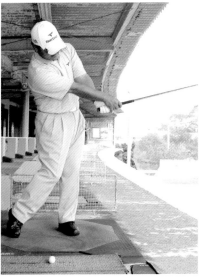

▶롱 아이언으로 하프 스윙을 반복 연습하면 실제 경기에서 편안한 골프를 할 수 있다.

Point 　카펫에서 쇼트 퍼트 연습을

롱 아이언의 하프스윙이 절박한 고비를 넘겨야 할 때 도움이 되는 연습방법이라는 것은 본문에서 언급한 대로이다.

그러나 실제 라운드에서 걱정해야 하는 것은 쇼트게임이다. 이것이 골프에서 가장 먼저 감각을 잃어버리기 쉬운 잔기술이기 때문이다. 다시 말해, 하루 전날에는 드라이버를 휘두르는 것보다 자택의 카펫 위에서 퍼트를 연습하는 편이 현명하다고 할 수 있다.

특히 쇼트 퍼트는 꼼꼼히 체크하도록 한다. 미야자토 아이는 초가을에 허리를 다친 후 클럽을 휘두르지 못하게 되었지만, 1.5미터 정도의 쇼트 퍼트를 철저하게 연습한 덕분에 경기의 종반부에서 보충할 수 있었다. 왜 하필 1.5미터인가? 그것은 짧은 퍼트는 절대로 놓치지 않는다는 자신감을 만들기 위한 것으로 이런 자신감을 가지게 되면 긴 퍼트도 무서워하지 않고 공략할 수 있기 때문이다. 롱 아이언을 칠 수 있으면 7번 아이언이 무서워지지 않는 것처럼, 짧은 퍼트를 확실하게 안정되도록 하면 자신감이 생기고 롱 퍼트도 무서워하지 않게 되는 것이다.

스윙의 '최대의 적'도 간단히 교정!

책상을 이용하여
하체 부분을 진단한다

하체를 하나의 축으로 하여
올바른 어깨 회전을!

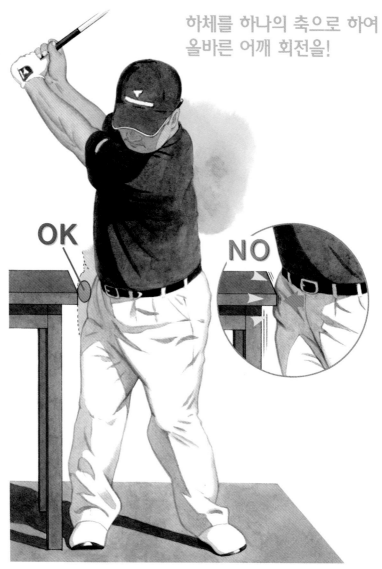

OK

NO

스웨이(Sway, 오른 다리가 무너지면서 몸통이 흔들리는 것)는 스윙의 가장 큰 적이다. 허리를 오른쪽으로 슬라이드 시키는 것을 회전하고 있다고 생각하는 아마추어들이 많다. 파워를 효율적으로 볼에 전달하기 위해서는 올바른 어깨 회전방법을 익혀두도록 한다. 스웨이는 책상이나 벽과 같이 주변의 것을 이용하여 교정할 수 있다.

체중이동이 반대로 이루어지고 있다

'내가 하는 스윙은 왜 효과적이지 못한 느낌이 드는 것일까? 조금 더 멀리 날아가야 하는데……' 이렇게 생각하는 아마추어들이 많을 것이다. 힘을 효과적으로 볼에 전달하기 위한 열쇠는 하체를 사용하는 방법에 있다. 어깨가 돌아가지 않는다고 고민하는 아마추어가 많은데 그러한 원인이 허리의 슬라이드, 다시 말해 스웨이에 의한 것이라는 것을 자각하고 있는 사람은 적을 것이다. 혹시 팔로만 클럽을 들어 메듯 올리고 있어서 어깨가 돌아가지 않는 것은 아닐까? 그렇기도 하지만 테이크백에서 오른쪽 허리를 오른쪽으로 쭉 내밀면(스웨이) 몸을 회전시키기가 어렵다. 허리가 바깥쪽으로 도망가게 해서는 어깨의 회전을 만들어 낼 수 없는 법이다. 시험 삼아 허리를 오른쪽으로 슬라이드 시키면서 어깨를 돌리려고 해보자. 아마 허리에서 차단되어 어깨 회전이 멈칫하게 되면서 오른쪽 사이드가 더 늘어나게 될 것이다. 이것은 상체가 하체에 무게를 잘 싣지 못하고 있다는 증거이다. 체중이동 또한 본래와는 반대로 이루어지고 있다. 톱에서 왼쪽에 체중이 남아 리버스 피봇이 되면서 임팩트에서도 '탕' 하는 맑은 소리가 아닌 둔탁한 소리가 날 것이다. 임팩트에서 폴로까지 체중이 오른쪽에 남기 때문에 아무리 열심히 해도 볼에 파워가 전달되지 않는 것이다.

회전운동 골프의 스윙은 말할 것도 없이 축을 중심으로 회전운동을 한다. 따라서 축이 흔들리게 되면서 더프, 톱 등의 미스 샷이 나온다. 그러므로 비거리를 늘리는 것도 당연히 축이 흔들리지 않아야 가능해진다.

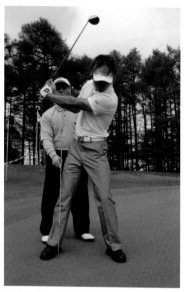

이 악순환을 끊기 위해서는 하체를 바로 그 자리에서 돌릴 필요가 있다. 상체는 등을 축으로 하여 2개의 축을 가지고 있다는 생각을 하면 좋다. 그러나 하체는 1개의 축을 중심으로 움직인다고 생각하는 것이 정답이다. 허리는 가능한 그 자리에서 평평하게 돌려야 한다.

평평하게 돌리고 있는지 아닌지는 다음과 같은 방법으로 체크해보면 된다.

우선 테이블 한쪽 면에 딱 붙어 선다. 그리고 톱의 상태까지 허리를 평평하게 돌려본다. 이때 책상의 한 면과 오른쪽 허리 사이에 틈이 생기면 된다. 반대로 허리가 책상에 충돌하면 스웨이되고 있다는 것을 알 수 있다. 엉덩이를 아주 조금 목표방향으로 쑥 내미는 느낌으로 돌리면 상체의 무게를 하체에 싣기가 쉬울 것이다.

▶뒤쪽에서 오른쪽 다리 안쪽에 봉을 놓고 스웨이를 재현하고 있다.

비축한 힘을 볼에

엉덩이를 조금 내밀어 보면 상체의 힘이 허리 위로 확실하게 실리게 된다. 허리를 슬라이드 시키면 상체는 돌아가지 않는다. 허리는 그 자리에 놓아두고 상체(어깨)만 돌린다. 이렇게 하면 아마추어는 '이렇게 돌려도 되는 겁니까?' 하고 놀라곤 한다. 허리 위에 무게를 실은 상체, 다운스윙에서 비틀린 상체를 단숨에 풀어주면서 비축한 힘을 남김없이 볼에 전달하는 것이다.

회전은 아래쪽에서 작고, 위쪽에서 큰 것이 포인트이다. 책상 옆에 서서 허리를 평평하게 돌리고 틈을 남겨두는 연습은 스웨이를 방지할 뿐만 아니라 체중이동을 잘하지 못해서 고민하는 아마추어들에게도 추천할 만하다.

Point 허리의 슬라이드 동작 개선

스윙을 제법한다는 미야자토 유우사크에게도 백스윙에서 허리를 약간 오른쪽으로 슬라이드 시키는 습관이 있었다. 2004년 일본 오픈 때 나는 그 점을 지적하고, 허리를 그 자리에서 턴 시켜서 상체의 무게를 확실하게 하체에 실어주는 움직임을 새로 연습하도록 시켰다.

효과는 즉시 나타났다. '힘 있게 제대로 휘두르지 않았는데도 볼이 날아간다'며 본인이 놀랐을 정도였다.

그런데 허리 움직임을 교정하면서 몸에 이상한 변화가 생겼다. 허리의 슬라이드 동작을 개선하는 와중에 다른 근육들이 부담을 받아 뒤틀림이 나타난 것이었다. 이 일로 인하여 2주 후의 도우카이 클래식에서 기권하고 말았지만, 나는 이것이 유우사크의 수준 향상에 꼭 필요한 과정이었다고 생각한다.

14 연습장 구석에서 스퀘어로 어드레스 하는 감각을 기른다

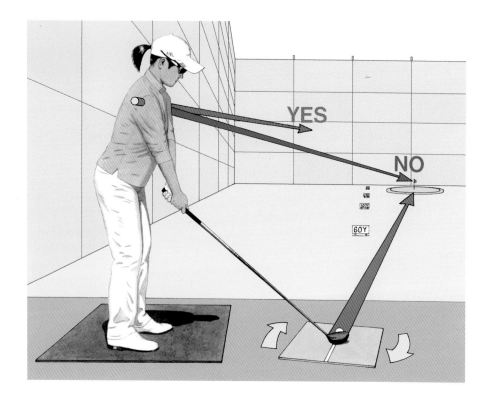

코스에서 목표지점에 대해 스퀘어로 서는 것만큼 어려운 일도 없다. 홀의 모양, 경치로 인한 착시 등이 이를 어렵게 하는 원인이다. 목표지점에 대해서 잘못 서게 되면 미스 샷으로 이어지게 되므로 연습장에서는 샷의 점검뿐만 아니라 서는 방법에도 주의를 기울이도록 한다. 조금만 신경 쓰면 스퀘어 감각을 기를 수 있다.

80%가 오른쪽을 향하고 있다

미스 샷을 하게 되면 지금 하고 있는 스윙이 어딘가 잘못되었다고 생각하게 된다. 그러나 스윙의 메커니즘이 나빠서 생기는 실수보다 어드레스의 한 방향이 나쁘기 때문에 유발되는 실수가 훨씬 많다. 표식으로 삼을 만한 것이 아무것도 없는 필드에서 목표물에 대해서 똑바로 설 수 있는 비결은 없는 것일까?

서는 방법 하나만으로도 많은 것들을 변화시킬 수 있다. 골프에서 가장 어려운 것이 어느 곳을 향하여 어드레스를 하는가인데, 이것이 얼라이먼트의 정확성이다. 아마추어의 약 80%가 타겟보다 심하게 오른쪽을 향하여 서는 경향이 있다. 볼과 목표를 연결한 비구선과 평행하는 스퀘어 어드레스를 실현하게 되면 실수하는 원인을 많이 해결할 수 있다.

아마추어 대부분은 자신이 비구선에 대해서 평행하게 어드레스 하고 있다고 생각하지만, 실제로는 어깨 라인이 직접 목표를 향하고 있는 경우가 많다. 그러므로 80% 이상의 사람들이 목표지점보다 오른쪽을 향해버리는 현상이 일어나는 것이다.

어깨 라인과 비구선은 200야드 전방으로 날아가더라도 절대 교차되지 않는다. 올바르게 어드레스를 하면 목표는 충분히(사선 방향으로) 오른쪽에 있는 것으로 보일 것이다. 볼은 어깨로 치는 것이 아니라 클럽 헤드로 친다는 것을 명심해야 한다. 우선 연습장에서 목표에 대해서 정확하게 스퀘어로 서는 훈련을 반복하도록 한다.

표식을 만든다 올바른 스탠스를 하기 위해서는 볼의 후방에 서서 목표를 확실하게 정하도록 한다. 이 선상에 표식을 만들어 스퀘어로 어드레스 하는 습관을 들이면 대부분의 착각은 방지할 수 있다.

매트를 경사지게

연습장에서는 가능한 중간 타석을 선택하여 연습장의 매트와 평행하게 어드레스 하여 볼을 치려고 한다. 그러나 코스에는 매트에서처럼 편리한 표식이 없다.

따라서 의식적으로 연습장의 좌우 끝 부분, 네트와 닿을 듯한 타석을 이용하여 매트가 경사진 곳에서 곧바로 서는 연습을 반복하는 것이 중요하다. 연습장 구석의 서기 힘든 장소에서 매트를 무시하고, 확실하게 목표를 향해서만 스퀘어로 설 수 있는지를 체크하면서 볼을 친다. 매트바닥과 평행하게 서는 것이 아니기 때문에 평형감각이 흐트러지는 것을 실감할 수 있을 것이다. 그러나 여기에서 그만둬서는 안 된다. 왜냐하면 코스에 나오면 표식이 전혀 없기 때문이다.

연습장의 구석을 사용하여 연습하면 실제로 그 이상의 효과를 거둘 수 있다. 오른쪽 구석에 있는 타석에 서면 오른쪽 네트에 볼이 닿지 않도록 왼쪽을 향하여 오픈 어드레스를 하는 것이 좋다. 그러나 10명 중 8명은 이것을 하지 못하고 오른쪽을 향하여 클로즈드로 어드레스 하여 허리를 움직이지 않고 훅을 치는 습성이 있다. 이것은 슬라이스로 고민하고 있

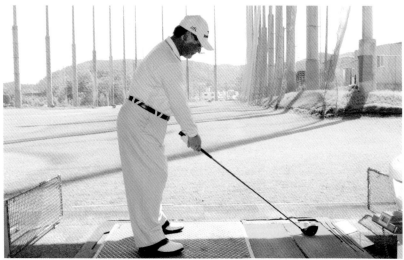

▶연습장에서 좌우 네트와 가까운 타석에서 스탠스하고 어깨의 방향을 체크한다.

는 사람이 구질의 느낌을 교정하는 데에는 효과적일 수 있다. 또한 왼쪽 구석의 타석에서는 반대로 왼쪽 네트를 피하려고 오른쪽으로 슬라이스를 치는 느낌도 가능하다. 그러나 어디까지나 목표에 대해서 스퀘어로 서는 것이 중요하므로 이 연습을 할 때는 구질의 교정보다 매트를 경사면으로 사용하는 연습에 비중을 두도록 한다.

슬라이스와 훅의 교정은 클럽의 궤도를 정상적인 상태로 돌리는 데에 우선 목적이 있다. 그러므로 목표가 어디에 있든 간에 스퀘어로 서는 감각을 기르도록 해야 한다. 어드레스의 방향이 불과 1도만 달라져도 200야드 전방에서의 오차는 대단하다. 일설에 의하면 방향이 1도 달라지면 300야드 전방에서 7야드의 오차가 나온다고 한다. 그러므로 얼라이먼트를 절대로 소홀히 해서는 안 된다.

연습장의 구석진 타석에서 경사면을 치는 느낌으로 스퀘어 감각을 기를 수 있기를 바란다.

Point 프로에게도 일어나는 '설마' 하는 것들

아마추어의 대부분은 오른쪽을 향하고 서는 경향이 강한데, 2005년 아시아 재팬 오키나와 오픈에서 유우사크는 반대로 너무 왼쪽을 향해 있었다.

첫째 날 원온(One on, 원샷으로 볼을 그린으로 올리는 것)을 노린 듯한 350야드 파4에서 티샷을 클럽의 끝 부분으로 대는 바람에 볼을 오른쪽으로 밀어내어 OB(아웃 오브 바운스)를 쳐 버렸다. 이것은 어드레스에서 너무 왼쪽을 향해서 생긴 실수이다. 다운스윙에서 왼쪽 허리를 힘 있게 꺾어서 왼쪽으로 향하게 된 만큼, 클럽이 볼에 제대로 닿지 못하고 클럽의 심지부분도 볼을 잡지 못한 것이 볼을 휘게 한 것이다. 스윙 궤도는 완벽하더라도 자세의 한 부분 때문에 '설마' 하는 일이 일어나게 된다는 것을 보여주는 실례였다.

미야토 유우사크는 라운드 후에 연습장에서 필자가 이것을 일러준 다음에야 비로소 자신이 왼쪽을 향해 있었음을 알게 되었다고 한다. 상급자도 초보자와 기본적으로 공통되는 문제를 가지고 있다고 할 수 있다.

표식이 없는 필드에서 우리들은 경치와 같은 것에 혼동되어 길을 잃은 아이처럼 되기 쉽다. 그럴수록 평상시부터 목표를 확실하게 의식하고 볼을 치는 훈련을 쌓을 필요가 있는 것이다.

15 그린 주변 어프로치를 위한 한 손 스윙과 섬 다운

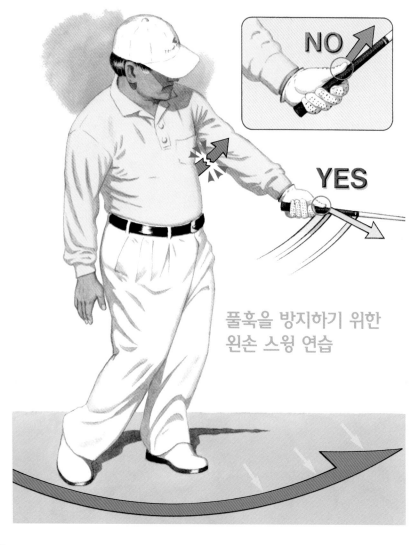

NO

YES

풀훅을 방지하기 위한
왼손 스윙 연습

그린에 가까이 갔는데 어프로치를 실수하는 바람에 스코어를 망치는 경우가 많다. 특히 나오기 쉬운 실수가 풀훅이다. 이를 방지하기 위해서는 왼손으로 스윙 연습을 하는 것이 효과적이다. 헤드의 무거움을 느끼면서 폴로를 낮고 길게 내던지는 느낌으로 휘두르면 실수를 줄일 수 있다.

손목을 너무 움직이거나 조절하려고 하지 않도록

목표로 하는 핀은 이제 얼마 남지 않았다. 잘만 되면 핀을 노릴 수 있겠다고 용기를 내지만, 쇼트 아이언을 손에 쥘 때마다 꼭 풀훅을 범하게 되어 그린 온조차 못하게 된다. 이런 참을 수 없는 경험을 해본 적이 있는 사람들이 많을 것이다. 쇼트 아이언에서 풀훅을 방지하기 위한 효과적인 연습방법은 없을까?

롱 퍼트보다 쇼트 퍼트를 사용할 때에 볼을 넣으려고 하는 의지가 강해져서 헤드업이 되면서 스트로크가 흐트러지는 실수를 하게 되듯이, 쇼트 아이언도 목표를 곧바로 볼 수 있기 때문에 실수를 하기 쉽다. 이것을 방지하는 데에 효과적인 연습방법이 바로 한 손 스윙이다.

쇼트 아이언에서 풀훅이 작은 것은 한 순간이라도 빨리 그린에 올려놓고 싶은 마음에 급하게 휘두르다가 폴로가 작아지는 것이 가장 큰 원인이다. 왼쪽 겨드랑이를 닫은 채 손목을 너무 돌려버리니 손목이 일그러지면서 볼이 생각지도 못한 곳으로 날아가 버리는 것이다.

쇼트 아이언일수록 폴로에서 왼팔을 겨드랑이에서 떼려는 의지를 가지도록 한다. 이런 느낌을 확실하게 가질 수 있도록 하기 위해 타구동작으로 들어가기 전에 왼손만으로 클럽을 쥐고, 왼팔을 길게 사용하는 느낌으로 한 손 스윙을 반복할 것을 권한다.

폴로의 중요성 쇼트게임에서는 목표(핀)가 보이기 때문에 손끝으로 거리를 조절하려고 하는 경향이 있다. 모든 실수는 바로 여기에서 일어난다. 확실하게 끝까지 휘두르고 폴로를 확인할 수 있는 스윙이 중요하다.

헤드를 멀리 내던지는 느낌

폴로에서는 클럽을 들어올려 어깨에 들쳐 메는 것이 아니라 왼팔을 겨드랑이에서 떼어내어 헤드를 가능한 멀리 내던지는 듯한 느낌을 가지는 것이 좋다.

비제이 싱은 왼쪽 겨드랑이에 헤드 커버를 끼고 볼을 치는 연습을 즐기는데 그것은 체격이 훌륭하기 때문에 효과적인 것이다. 그러나 체격이 크지 않은 동양인 아마추어들은 폴로를 크게 하는 것이 중요하다. 용기를 가지고 왼쪽 겨드랑이를 끝까지 펴도록 하자.

급하게 치면 아무래도 왼팔을 쭉 펴지 못하고 폴로가 작아진다. 우선은 왼손만으로 헤드의 무게를 사용하여 클럽을 목표방향으로 내던지는 느낌을 파악하자. 그리고 나면 쇼트 아이언을 급하게 치지 않고 적당한 타이밍으로 클럽을 끝까지 휘두르는 것이 가능해진다.

왼손만으로 스윙을 연습할 때에는 겨드랑이를 붙이지 않도록 하고, 여기에 한 가지 더하자면 왼손 엄지가 낮게 지면을 가리키는 느낌을 갖는 것이

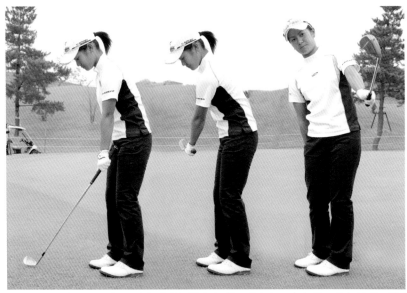

▶ 왼손 스윙 연습으로 어프로치의 감각을 확실히 하는 미야자토 아이. 폴로에서 엄지는 위가 아닌 앞쪽을 향하게 한다.

좋다. 필자는 이것을 섬 다운이라고 부르는데, 헤드를 낮은 위치로 지나가게 하면서 임팩트 존을 길게 하는 효과가 있다. 임팩트 존이 길어지면 볼의 방향도 저절로 정해진다.

임팩트가 길어지고 방향도 안정

점이 아닌 선으로 볼을 움직임으로써 방향성이 좋아지고 쇼트 아이언의 풀훅도 막을 수 있다. 왼손만으로 섬 다운 스윙 연습을 하여 내일부터 핀을 겨냥해 보자!

Point 미야자토 아이를 구해준 것도 같은 이론

2004년 미야자토 아이가 경기 흐름을 타기 시작한 것은 틀림없이 다이킹 오키드에서 우승했었기 때문일 것이다. 그러나 만일 2번째의 17번, 그린과 지적의 거리에서 제2타를 톱 시키는 실수를 하지 않았더라면 오히려 마지막 날의 독주는 없었을지도 모른다. 다시 말해 2번째의 17번에서 실수를 한 후 이것이 새로운 과제로 떠오르게 되면서 이를 수정할 수 있는 기회가 생겼기 때문이었다.

실수의 원인은 폴로에서 왼쪽 겨드랑이를 좁히면서 헤드가 빨리 튕겨져 올라 볼의 위쪽 면을 친 것에 있었다. 왼쪽 겨드랑이를 겨드랑이에서 떼어내어 낮고 긴 임팩트 존을 만들지 못하면 그녀도 짧은 거리에서 실수를 하는 것이다.

이때 폴로에서 왼팔을 확실하게 뻗어주는(이런 움직임에 맞추어 오른팔도 쭉 뻗게 된다) '섬 다운 어프로치'가 그녀의 좋은 성적을 만들어 주었다고 해도 과언이 아닐 것이다.

레이트 히트로 팔을 쭉 늘린다.
오른팔의 사용방법 마스터하기

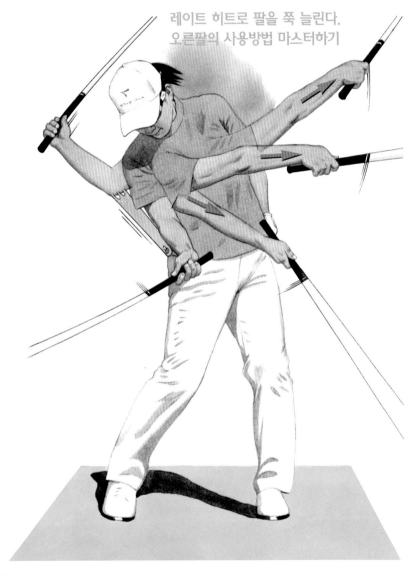

오른팔의 움직임은 스윙에 큰 영향을 미치므로 이를 제대로 아는 것이 매우 중요하다. 그러므로 오른손으로만 스윙하는 것을 습관화하여 감각을 익히도록 하자. 톱에서 다운스윙을 할 때의 팔꿈치, 폴로에서 피니시로 향하여 확실하게 뻗어나가는 팔 동작, 특히 볼이 날아가는 마지막 부분에서 끝까지 뻗어나갈 수 있도록 하는 것이 오른팔의 역할인 것이다.

레이트 히트를 의식한다

쇼트 아이언의 풀훅을 막는 데에는 왼손으로만 스윙하는 것이 효과적이라고 이미 설명하였다. 그러면 오른손으로도 효과를 얻을 수 있는 것일까? 결론부터 말하자면 매우 큰 효과를 기대할 수 있다. 오른손의 올바른 사용방법을 마스터 하면 바람의 영향을 받지 않는 공을 칠 수 있게 된다. 그리고 거리감, 방향성도 함께 상승된다. 물론 양팔로 스윙하는 것도 중요하다. 그러나 한 손 스윙이야말로 스윙의 구조를 이해하는 데 있어서 빠트릴 수 없는 연습 중의 하나이다.

바람의 영향을 받지 않고 거리감과 방향성이 상승된다니, 이것이 일석삼조가 아니고 무엇이겠는가? 다만 아무런 생각 없이 한 손으로 스윙하는 것이 아니라 다운스윙에서 오른 팔꿈치를 오른쪽 허리를 향하여 조이는 이른바 '레이트 히트'를 의식하면서 하는 것이 포인트이다.

레이트 히트는 볼을 멀리까지 날려 보내기 위해서 빠질 수 없는 요소이다. 마치 굵고 강력한 고무가 오른 팔꿈치와 오른쪽 허리 사이에 있는데, 톱에서 다운스윙에까지 걸쳐서 이 간격을 서서히 좁혀 나가는 느낌이라고 할까?

오른팔과 왼팔 스윙 축을 중심으로 좌우대칭이 기본이다. 백스윙에서는 왼팔을 쭉 펴고, 폴로스루에서는 오른팔을 쭉 편다. 양손 스윙에서는 이러한 양팔의 움직임을 파악해 두도록 한다.

여기에서 한 가지 더 중요한 것은 레이트 히트를 풀고 오른팔을 쭉 펴는 타이밍이다. 톱에서부터 반격을 시작한 이후에도 톱상태에서 만든 손목 각도를 유지하며 클럽을 내려서 임팩트 직전까지 코킹을 풀지 말고 참는 다. 그리고 왼무릎 앞에 그립이 도달한 순간 오른 팔꿈치를 단숨에 쭉 펴 도록 한다. 양손으로 클럽을 휘두를 때에 이 시점에서 왼팔을 겨드랑이 에서 떼어내면 양팔 모두 똑바로 쭉 편 상태가 된다.

레이트 히트를 한 후에 클럽을 편하게 하고 오른팔을 왼무릎 앞에서 편 다는 느낌으로 오른손 한 손 스윙 연습을 한다. 이 상태로 피니시를 향해 오른팔은 편다. 오른팔이 하늘을 향해 쭉 펴질 때까지 끝까지 휘두르면 틀림없이 강한 볼을 칠 수 있다. 티샷이 아웃 오브 바운스로 잡히거나 세 미러프에서 멈춰버리는 것은 골퍼에게 있어서 정말 큰 문제이다. 오른팔 이 하늘을 향해 크게 뻗어진 폴로가 만들어지면 최악의 경우라도 세미러 프 정도까지는 칠 수 있을 것이다.

미야자토 남매의 스윙에서 공통되는 것이 바로 길게 쭉 뻗는 폴로이다. 이것은 오른팔을 쭉 펴서 사용하면 실현시킬 수 있다. 폴로에서 오른팔 을 쭉 펴고 안 펴고에 따라 볼이 날아가는 마지막 부분에서 뻗어나가는 정도가 다르다. 거리감에 있어서도 오른팔을 감는 것보다는 쭉 펴는 것 이 훨씬 날려보내기 쉽다. 또한 다운스윙에서의 오른팔과 오른쪽 허리의 움직임이 연결되면 볼은 휘어지기 어렵게 된다.

레이트 히트를 한 후에 쭉 뻗는 오른팔의 사용방법을 오른손 한 손 스윙 으로 마스터 할 수 있기를 바란다!

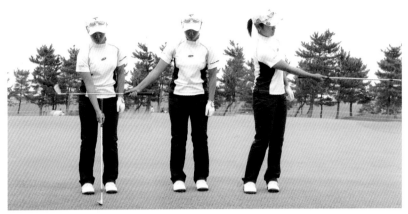

▶오른손 한 손 스윙의 연습 모습

Point 하늘을 향하여 쭉 펴는 느낌

미야자토 아이는 오른팔을 매우 잘 뻗는다. 특히 그녀는 폴로가 높고, 오른팔을
하늘로 향하여 쭉 펼친 채 그 상태를 유지하는 시간이 긴 것이 특징이다. 이렇게
높은 폴로를 유지할 수 있는 것은 여성 특유의 유연성 덕분이기도 하지만 필자의
코치를 잘 실천해주고 있기 때문이기도 하다.

강한 볼을 칠 때는 폴로 스루에서 오른팔을 쭉 펴는 것이 불가결하다. 그리고 아
이언으로 컨트롤 샷을 칠 때도 오른팔을 늘려서 피니시를 취하는 편이 거리감과
방향성을 안정시킨다. 풀 샷에서는 실수를 하기 쉬운데, 피니시에서 몸을 마지막
까지 구부리지 않고 오른팔을 하늘을 향해 쭉 편 상태(폴로에서 쓰리 쿼터)로 클
럽을 멈추면, 볼은 목표를 향하여 똑바로 날아갈 것이다. 게다가 지나치게 날아가
는 일도 생기지 않는다. 컨트롤하고 싶을 때일수록 오른손을 가능한 늘려라. 이것
은 꼭 기억해 두어야 할 테크닉 중의 하나이다.

17 스윙의 스타트가 관건! 어깨를 옆으로 돌리는 느낌으로
왼쪽 사이드는 일직선, 손으로 치는 습관을 버려라

어깨, 팔, 그립, 샤프트,
헤드, 왼쪽 사이드가 일직선

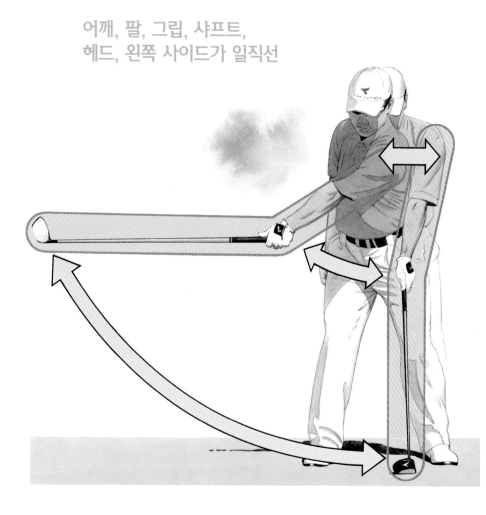

손으로 볼을 치는 것은 반드시 피해야 한다. 이를 위해서는 어깨를 어떻게 회전시켜야 할까? 가장 중요한 것은 처음에 움직임을 시작하는 순서이다. 테이크백을 할 때 왼쪽 어깨, 팔, 그립, 샤프트, 헤드를 연결한 선을 한 세트로 하여 동시에 당긴다는 것을 명심하도록 한다.

타원형의 궤도

'클럽을 크게 휘두를 수만 있다면 얼마나 좋을까!' 라고 부럽게 생각하는 사람들이 적지 않을 것이다. 해마다 몸이 굳어지고 어깨도 잘 돌아가지 않아 클럽을 잘 휘두를 수 없다고 한숨 쉬는 많은 골퍼들에게 손으로 볼을 치는 스윙에서 벗어날 수 있는 힌트를 소개해 보겠다.

오버스윙은 백해무익이라는 것이 필자의 생각이다. 그러나 어깨 회전을 충분히 하지 않고 손으로만 치는 것도 곤란하다. 손으로 볼을 치게 되면 일단 볼의 비행방향을 알 수 없고, 비거리에도 한계가 생긴다.

그렇다면 아마추어들에게 손으로 치는 습관이 잘 생기는 이유는 무엇일까? 손으로 볼을 치는 원인은 여러 가지가 있다. 그 중에서도 가장 큰 원인은 백스윙에서 오른쪽 허리를 슬라이드 시키다 보니 어깨 회전이 쫓아가지 못하게 되는 것이다. 어깨를 돌리려고 해도 오른쪽 허리가 계속 슬라이드 되기 때문에 왼쪽 어깨가 쫓아가지를 못한다. 게다가 손으로만 클럽을 들어올리려고 하다보니 어깨가 옆으로 돌아갈 여유가 없어져 손으로 치게 되는 오류에 빠지는 것이다.

허리를 고정시키고 손을 위로 들어 올리는 것이 아니라, 어깨를 옆으로 돌리는 느낌을 가지는 것이 손으로 치는 습관에서 탈출하기 위한 첫 걸음이다.

몸의 회전력(비틀림)의 차이 상체와 하체의 비틀림의 차이가 헤드 스피드를 만들고 임팩트에서 볼에 파워를 전달한다. 이렇게 비틀려져 있는 경우 톱에서 상체는 힘든 상태이다. 그러므로 이때 몸이 편한 상태여서는 안 된다.

스윙에 대한 느낌을 세로가 아닌 가로로 느끼도록 하는 것이 중요하다. 이것은 절대로 옆으로 스윙을 하라는 의미가 아니다. 클럽이 그리는 궤도를 옆이 긴 타원형의 느낌으로 바꾸라는 말이다.

회전력(비틀림)의 부족 해결

어깨의 회전력 부족을 해결할 수 있는 방법으로는 어떤 것이 있을까? 우선 스윙을 시작할 때가 매우 중요하다. 왼쪽 어깨를 오른쪽으로 향하여 평행하게 돌아가도록 하자. 그러나 몸을 앞으로 숙이고 있기 때문에 어깨를 평행하게 돌리더라도 왼쪽 어깨는 오른쪽 어깨보다 낮아지게 된다. 따라서 왼쪽 어깨가 필요 이상으로 내려가는 것을 방지하기 위해 어디까지나 평행하게 돌리는 느낌을 갖도록 해야 한다.

그렇다면 어떻게 해야 어깨를 평행하게 돌릴 수 있을까? 방법은 왼쪽 어깨와 헤드가 동시에 움직이는 느낌으로 백스윙을 하는 수밖에 없다. 연습 시에는 왼손으로만 클럽을 쥐고 왼쪽 어깨, 팔, 그립, 샤프트, 헤드를 연결한 전체를 한 세트로 하여 그립이 오른쪽 허리에 올 때까지 테이크 백하는 동작을 반복하면 좋을 것이다. 헤드만으로 움직이는 것이 아니라 왼쪽 사이드 전체를 동시에 옆으로 당기는 것이다.

오른쪽을 향하여 움직이려고 하는 샤프트의 반대 방향으로 부하가 걸려 샤프트가 되돌아오려고 하는 느낌을 받으면 손이나 헤드만을 올리려고 하는 것을 더욱 억제할 수 있다.

스윙의 스타트를 제대로 하면 손으로 치는 습관을 막을 수 있다. 왼쪽 사이드를 일체화하여 시작하도록 하는 '왼쪽 사이드 일치 연습'을 반복하는 것으로 손으로 치는 오류에서 벗어나 보자.

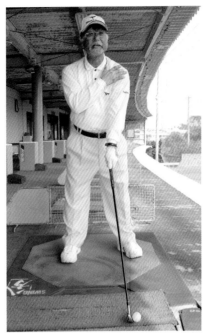
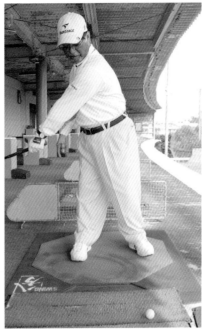

▶왼쪽 어깨, 팔, 그립, 샤프트, 헤드를 하나의 선으로 하는 '왼쪽 사이드 일치 연습'

Point   헤드보다 그립을 의식한다

정지 상태에서 움직이기 시작하는 테이크백은 스윙 중에서 가장 어려운 부분이라 해도 과언이 아니다. 스윙의 스타트에서 차질이 생기면 되돌릴 수 없는 사태가 되기 때문이다.

스타트에서 자주 발견되는 문제는 클럽 헤드에만 의식을 집중하는 것이다. 물론 볼을 치는 것은 헤드지만 몸에서 멀리 떨어진 헤드를 컨트롤하는 것은 무리이므로 오히려 그립에 훨씬 신경 써야 한다.

스타트 시에는 왼쪽 어깨와 헤드를 연결한 선을 나란하게 해서 클럽을 당긴다. 이 때 몸과 클럽의 간격이 달라지지 않도록 하며, 그립을 오른쪽 허리 바로 옆으로 당겨 보내면 왼쪽 어깨는 저절로 어드레스에서 오른쪽 어깨가 있던 위치까지 옆으로 돌아가게 된다. 이것이 익숙해질 때까지 연습함으로써 손으로 치는 습관을 극복할 수 있다.

Lesson 18

치기 전에 먼저 스탠스를 가다듬어라!

고무볼을 다리사이에 낀 정도의 스탠스가 좋다

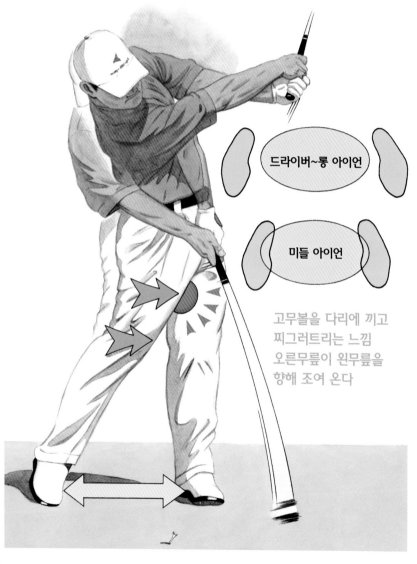

드라이버~롱 아이언

미들 아이언

고무볼을 다리에 끼고
찌그러트리는 느낌
오른무릎이 왼무릎을
향해 조여 온다

어드레스를 했을 때 스탠스 폭에 대해서는 의외로 주의를 하지 않는 경향이 있다. 특히 볼을 날리고 싶을 때에는 자신도 모르게 스탠스 폭이 넓어지곤 한다. 그러나 너무 넓거나 너무 좁은 데에는 폐해가 있다. 중요한 것은 중심이 되는 스탠스이다. 볼을 치기 전에 먼저 양발이 디디고 있는 스탠스를 교정해 보도록 한다.

넓으면 폐해가 많다

혹시 볼을 멀리 날리겠다는 마음에 스탠스 폭을 너무 넓혀 본 경험이 있는가? 지나치게 넓거나 좁은 스탠스의 폐해는 무엇일까? 적절한 스탠스 폭이 어떤 것인지 살펴보도록 하자.

스탠스의 폭은 어깨의 회전, 하체의 사용방법에 직접적인 영향을 끼친다. 스탠스 폭이 적절하지 않으면 중심 이동이 반대가 되거나, 손으로 치게 되거나 하는 여러 가지 문제들이 생긴다. 우선은 기본적인 스탠스 폭을 확인해 두자.

드라이버에서 롱 아이언까지는 어깨 폭보다 조금 넓게 하는 것이 적절하다. 그리고 미들 아이언에서는 어깨 폭만큼, 쇼트 아이언에서는 치는 거리에 맞추어 스탠스 폭이 바뀐다. 한 가지 더 중요한 것은 체형에 따라서 스탠스 폭을 맞추는 방법이다.

마른 사람은 조금 스탠스 폭을 좁히더라도 상관없지만 몸집이 있는 사람은 스탠스가 좁으면 하체가 안정되지 않으므로 좋지 않다. 뚱뚱한 사람은 조금 넓어지더라도 괜찮다.

그러면 폭을 넓히는 편이 좋다고 해도 도대체 어느 정도까지를 의미하는 것일까? 임팩트에서 폴로에 걸쳐, 양쪽 허벅지 사이에 낀 고무볼을 꽉 눌러서 찌그러트리는 느낌으로 양 무릎을 좁히는데, 이때 오른무릎이 왼

기본과 응용 교과서대로 하는 것도 필요하지만, 자신에게 맞는 어드레스 방법과 스윙을 찾는 것 또한 중요하다. 기본적인 것에 충실하면서 자신의 체형, 힘의 강약 등에 맞추어 독자적으로 응용하도록 한다.

무릎을 향해 좁혀 가는 것이 올바른 하체 사용방법이다. 이렇게 양 무릎을 조인 상태에서 만들 수 있는 넓이를 한계로 한다.

다시 말해, 피니시에서 양 무릎이 조여드는 느낌이 들지 않으면 스탠스 폭이 너무 넓은 상태라는 증거이다. 너무 넓어지면 무릎을 좁히지 못하고 폴로에서 오른쪽 사이드를 밀어 넣을 수 없게 된다. 오른쪽에 체중이 남아 오른쪽 허벅지에서 왼쪽 어깨로 빨리 휘둘러 버리기 쉽다. 또한 너무 좁은 스탠스는 안정감이 떨어진다는 단점이 있다.

좁으면 안정감이 없다

이것 역시 중심 이동이 반대가 될 위험성이 크다. 중심을 지탱해 주는 토대가 작기 때문에 상체의 움직임을 견디지 못하여 톱에서 체중이 왼쪽에 실리게 되고 폴로에서는 오른쪽으로 실리게 되는 리버스 피봇이 되기 쉽다. 스탠스 폭이 어느 정도 되면 어깨를 확실하게 돌리는 느낌이 생기지만 좁으면 무심코 클럽을 손으로 올려 버릴지도 모른다.

또한 볼을 날리려고 스탠스를 넓혀 어드레스를 하고 클럽을 지면과 닿게 해서 지면을 찍어 누르는 사람을 종종 보곤 하는데, 이것은 역효과를 일으킨다.

볼을 날리고자 할수록 적정한 스탠스를 유지해야 한다. 그리고 그립에서 힘을 빼고 왼쪽 어깨를 부드럽고 확실하게 오른쪽 어깨가 있던 위치까지 돌리는 느낌을 가지는 편이 좋다. 스탠스를 너무 넓히면 하체를 사용하지 못하게 되어 볼이 날아가지 않게 되는 경우도 있다. 따라서 적절한 스탠스 폭을 습득하고 상체와 하체의 적절한 균형에 주의를 기울이도록 한다.

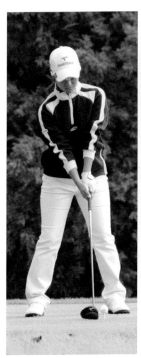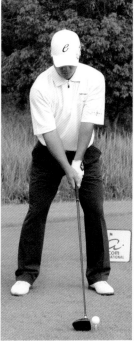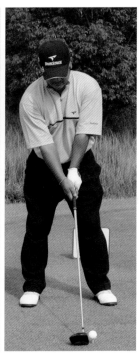

▶스탠스를 어깨 폭보다 조금 더 크게 하여 어드레스 하는 것이 가장 좋다.

Point   경험에서 찾는 노력

스탠스 폭은 때에 따라서 쇼트게임의 거리감을 좌우한다. 미야자토 아이가 고등학교 3학년 때이다. 가장 유력한 우승후보라는 평가를 받으면서도 아직 우승을 하지 못하고 있던 일본 아마추어 대회, 그녀는 마지막 기회를 살려 우승할 수 있었는데 그때 우승의 열쇠를 쥐고 있었던 것이 50야드 이내의 어프로치 거리감이었다.

그 전에 그녀는 50야드를 칠 때의 적정한 스탠스 폭이 어떤 것인지 잘 알지 못했다. 다리사이의 폭을 한 발 정도 더 넓게 벌린 탓에 생각한 것보다 볼이 너무 날아가서 핀을 오버시키는 경우가 많았던 것이다. 연습 라운드에 함께 있었던 필자는 이것을 지적하였다. 그 이후 스탠스를 한 발 정도만 줄였는데도 거리감이 맞아 들어가기 시작했던 기억이 난다.

스탠스 폭에도 기본이 있는 것은 사실이지만 그것이 절대적인 것은 아니다. 적정한 스탠스 폭은 골퍼 한 사람 한 사람이 자신의 경험으로 찾아내야 하는 것이다.

19 손바닥과 라켓으로 페이스의 올바른 방향을 기억해 두자!

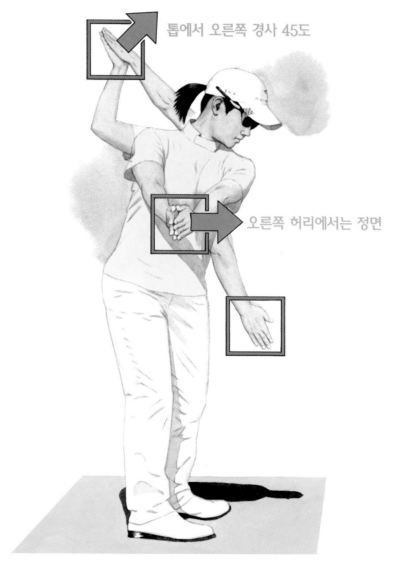

톱에서 오른쪽 경사 45도

오른쪽 허리에서는 정면

테이크백에서 톱을 거쳐 피니시에 이르기까지 일련의 스윙을 할 때 클럽 페이스는 어떻게 움직이고 있어야 좋은 것일까? 맹목적으로 휘두르기 보다 요소요소에서의 페이스 방향을 파악해 두면 올바른 스윙 궤도, 안정된 방향성 등을 만드는 것으로 연결된다. 이것은 페이스 면이 큰 라켓 등을 사용하는 연습으로 확인할 수 있다.

오른쪽 허리는 정면

페이스 컨트롤은 볼의 방향을 좌우하는 중요한 열쇠를 쥐고 있다. 그러나 일단 스윙을 시작하게 되면 페이스가 어느 곳을 향하던 간에 개의치 않는 아마추어가 많다.

일반적인 샷에서 페이스 방향은 비구선에 대해서 스퀘어여야 하는 것이 조건이다. 그러나 백스윙에서 페이스의 방향을 느끼는 것은 어렵다. 우선 클럽을 쥐지 말고 손바닥을 편 상태에서 페이스 방향을 상상해 보는 것이 좋을 것이다. 즉, 손바닥 전체를 페이스로 상상하는 것이 감각적으로 알기 쉽다.

그러나 이렇게 해도 느낌을 알 수 없을 때에는 테니스나 탁구 라켓을 사용해 보기 바란다. 페이스 면이 커서 느낌을 알기 쉽기 때문이다. 우선 손바닥이나 라켓으로 백스윙의 궤도를 확인하는 것부터 시작해 보자. 스윙을 시작할 때 라켓 끝 부분의 면과 맞추어 손잡이 부분을 똑바로 옆으로 당기고, 손잡이 부분이 오른쪽 허리에 도달하는 시점에서 오른 손바닥이 완전히 자신의 정면을 향하고 있으면 좋다. 오른 손바닥과 왼손등 부분이 정면을 향한다. 이것이 첫 번째 체크 포인트이다.

페이스와 손목 톱에서 페이스 방향은 손목과 함께 움직인다. 왼손목이 손등 쪽으로 접혀지면 페이스는 정면을 향하고 타구는 슬라이스가 된다. 반대로 왼손목이 손바닥 쪽으로 접혀지면 페이스는 위를 향하고 타구는 훅이 된다.

톱에서는 오른쪽 경사 45도

톱에서는 손바닥을 오른쪽 경사 45도 후방으로 하여 오른쪽 어깨를 향해 올려 나간다. 세로도 가로도 아닌 경사 방향으로 코킹을 넣는 기분으로 손바닥을 세운다. 이렇게 하면 클럽이 불필요하게 움직일 여유가 없다.

두 번째 체크 포인트는 톱이다. 오른쪽 어깨 위쪽에서 페이스로 간주하고 있는 손바닥이 하늘을 향하고 있는 것도, 땅을 향하고 있는 것도 아닌 경사각도 45도 전방을 가리키고 있다면 정답이다.

느낌을 알 수 있게 되었다면 이번에는 실제로 클럽을 가지고 하프 웨이 백까지 올린 상태에서 오른손을 열어본다. 손바닥이 바로 정면을 향하고 있으면 된다. 톱에서도 손바닥을 열고 경사 45도를 향하고 있는지 체크해 본다. 스윙 중에 페이스가 어느 곳을 향해야 하는지 머릿속으로 그릴 수 있다면 방향성은 확실하게 정해지는 것이다.

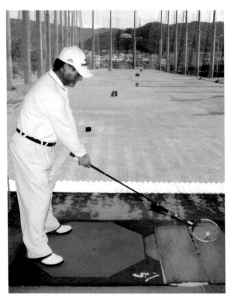

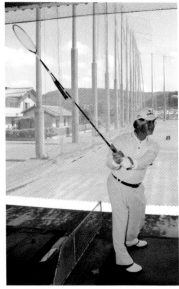

▶클럽 끝에 배드민턴 라켓을 붙여서 페이스의 방향을 확인한다.

▶톱에서 오른쪽 위 45도 경사가 정답이다.

여기까지는 일반적인 샷에서의 페이스 사용방법이지만 골프는 항상 평평한 라이에서 일정한 거리를 치는 게임이 아니다.

다시 말해, 어프로치에서의 페이스 방향은 다양하게 응용해도 좋다고 할 수 있다. 볼을 커트하여 슬라이스 회전을 가해주거나, 페이스를 덮어서 드라이브를 걸이거나, 톱에서 일부러 페이스를 열어 사용하는 것과 같이 기본만 잘 되어 있으면 그 다음은 고정 관념을 버리고 다양하게 페이스를 사용하여 감성을 단련해 나갈 차례이다.

이제 더 이상 페이스 면에 대해서는 둔감하지 않게 되었을 것이다. 손바닥을 페이스로 생각하는 연습으로 진정한 페이스 컨트롤을 익혀 보도록 하자.

Point '스퀘어 유지'를 위한 맹훈련

미야자토 아이에게 기술적으로 가장 큰 과제는 어떻게 클로즈드 페이스를 주의시키는가 하는 것이었다. 클로즈드 페이스란 페이스가 닫힌 상태에서 올라가는 것을 말한다. 그녀의 경우 백스윙에서 클럽이 오른쪽 허리에 올라갈 때까지는 스퀘어(비구선에 대해서 평행)인데 여기에서 인사이드로 클럽이 너무 들어가 버리기 때문에 클로즈드가 된다. 다행이 허리의 뛰어난 유연성과 타이밍으로 임팩트에서는 페이스가 스퀘어로 되돌아오지만 조금만 타이밍이 맞지 않으면 볼이 휘어질 가능성도 있다.

그래서 페이스 컨트롤을 자유자재로 할 수 있도록 오픈 경향의 페이스를 사용하여 크게 성공한 애니카 소렌스탐의 스윙을 연구하였다. 요즘은 비구선에 대해서 페이스를 항상 스퀘어 상태로 하여 클럽을 올리는 연습을 시키는 중이다.

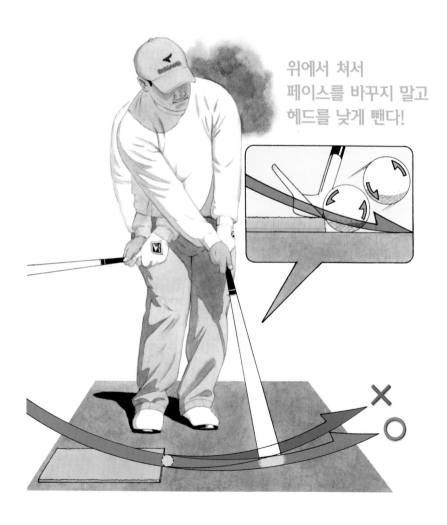

20

골퍼라면 누구나 바라는
볼을 멈추게 하는 스핀

위에서 쳐서
페이스를 바꾸지 말고
헤드를 낮게 뺀다!

스윙 중에 클럽 페이스가 어떤 방향이어야 하는지를 확인하였으니 페이스에 따라서 다채로운 구질을 얻을 수 있는 어프로치에 관해 배워 볼 차례이다. 그 중에서도 스핀을 걸어 볼을 멈추게 하는 방법은 아마추어들이 동경하는 기술이다. 페이스를 넣는 방법, 빼는 방법을 항상 연습해서 파악해 두면 이 또한 자기 것으로 만들 수 있다.

단숨에 톱으로

앞에서 언급한 페이스 컨트롤이 필요한 경우는 일반적인 샷에만 해당되는 것은 아니다. 상황에 따라서 다양한 구질이 요구되는 어프로치야말로 페이스 면을 어떻게 사용할 것인가가 중요한 포인트가 된다.

스핀이 확실하게 효과를 발휘하는 어프로치는 아마추어들이 매우 부러워하는 것이지만, 프로들만 할 수 있는 기술은 아니다. 클럽을 어떻게 넣고 폴로를 어떻게 뺄 것인지, 페이스를 어떻게 사용하는지를 알면 아마추어들도 스핀이 걸리는 어프로치를 할 수 있다. 부러움의 대상인 프로들의 기술도 절대로 꿈이 아니다. 그러면 우선 기본적으로 아마추어가 습득해야 하는 어프로치의 종류를 알아보자.

기본적으로 3종류로 생각하면 좋을 것이다. 첫 번째는 페이스를 바꾸지 말고 가볍게 볼을 띄웠다가 소프트하게 멈추게 하는 어프로치이다. 이것은 코킹을 세우고 쳐서 넣는 것이 아니라 볼을 몰아내는 기분으로 치는 것이 포인트가 된다. 두 번째는 페이스를 바꾸면서 볼의 속도를 내는 어프로치로, 이것은 임팩트 이후에 헤드의 토우 부분이 천정을 향하는 느낌을 가지도록 하면서 끝까지 휘둘러야 한다. 세 번째는 헤드를 위에서부터 예각으로 넣어서 스핀으로 볼을 멈추게 하는 어프로치이다. 이 3가지를 잘 익혀두면 두려울 것은 없다. 앞의 두 가지인 페이스를 바꾸는 것

상황 판단의 중요성 어프로치에서 중요한 것은 우선 볼을 올릴 것인가 굴러가게 할 것인가에 대한 상황 판단이다. 무리한 시도는 실수로 이어진다. 어프로치는 스코어로 직결되는 것이므로 가능한 실수가 나오지 않도록 하는 방법을 선택하도록 한다.

과 바꾸지 않는 어프로치는 기본 30야드(클럽을 허리에서 허리까지 휘두르고 30야드를 친다)를 복습해 두도록 한다.

이번에는 많은 사람들이 부러워하는 기술인 스핀으로 볼을 멈추게 하는 어프로치에 대한 이야기를 해 보고자 한다. 우선 테이크백에서 코킹을 사용하여 오른 팔꿈치를 빠르게 접어서 헤드를 단숨에 톱까지 가지고 간다. 스핀을 걸기 위해서는 어느 정도의 헤드 스피드가 필요하다. 높은 위치에서 헤드를 예각으로 내리는 것도 이 때문이다. 위에서 볼을 내리쳤으면 페이스를 바꾸지 말고 그대로 낮게 뺀다. 이렇게 하면 그린에 떨어진 후 두 번째 바운스에서 스핀이 걸리며 딱 멈추는 어프로치가 완성된다.

이 어프로치에서는 볼의 앞쪽을 치는 더프를 해서는 안 되지만, 더프를 했다 해도 톱 쪽에서 아직 구제해 줄 수 있는 방법이 있기는 하다. 위쪽에서 치고 들어와 볼에 세로회전을 가하는 이 어프로치는 연습장에서도 맛볼 수 있다. 매트가 시작되는 위치인 매트의 왼쪽 끝 부분에 볼을 놓고 매트와 볼 사이에 간신히 클럽을 넣어 리딩엣지로 치는 연습을 해 보기 바란다.

클럽의 리딩엣지로 볼을 치는 연습을 하게 되면 다소 가라앉은 라이에서도 스핀이 걸리는 어프로치를 할 수 있게 된다. 어프로치 연습도 막연하

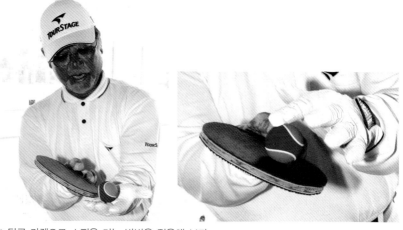

▶탁구 라켓으로 스핀을 거는 방법을 적용해 보자.

게 할 것이 아니라 페이스를 바꾸고, 바꾸지 않고, 리딩엣지로 치는 등 다양한 방법을 시도하다 보면 잠재되어 있는 감성을 살려낼 수 있을 것 이다.

연습장에서는 매트가 아닌 매트의 바깥쪽에서 연습한다. 매트는 높이가 있으므로 매트 바깥쪽에 볼을 놓으면 볼이 가라앉은 상태가 되기 때문이 다. 그러므로 볼의 오른쪽 뒷부분이 매트에 접하도록 볼을 세팅한다.

Point 기본에 충실한 것이 제일

'볼이 살짝 위로 올라가게 한 후에 딱 멈추게 한다. 볼의 속도를 사용하여 붙인 다. 스핀을 걸어서 볼을 멈춘다.' 이러한 3가지 어프로치를 마스터 하면 그린 주 변에 붙이는 것이 편해진다. 기본은 3가지라고 해도 페이스를 여는 방법이나 휘 두르는 폭을 바꾸면 그 다양성은 무궁무진해 진다.

어프로치의 감성이 풍부한 골퍼들은 때에 따라서는 상상을 뛰어 넘는 기술을 구 사하기도 한다. 그러나 기술이 있는 만큼 그 기술에 빠져 있어 가끔 어이없는 실 수를 범하기도 한다. 결과적으로는 어프로치에서도 기본에 충실하는 것이 좋은 결과를 가져올 확률이 가장 높다고 할 수 있다.

어려운 기술을 한번 익혀 보고 싶은 기분은 이해가 되지만 가장 자신 있는 어프 로치에 기교를 부리지 말고 하는 것이 기본자세임을 잊지 않기를 바란다.

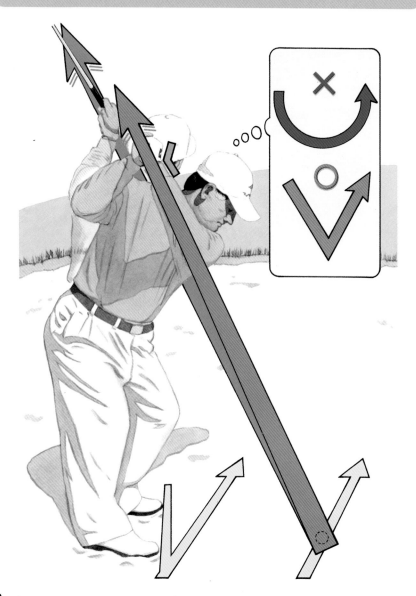

벙커 탈출은 절대로 어려운 기술이 아니다. 하지만 상황이 만들어 내는 심리적인 패닉상태 때문에 실수를 하는 경우가 많다. 치기 전에 우선 냉정하게 탈출할 방법을 머릿속으로 그려본다. 그리고 볼을 꺼낼 때에는 백스윙, 폴로스윙 모두 높게 하고 휘두르는 폭을 의식적으로 크게 하는 것이 중요하다.

우선 머릿속으로 그려 본다

벙커 플레이가 너무 어렵다고 생각하는 아마추어가 많다. 특히 턱이 있는 벙커나 바닥이 딱딱한 벙커에서 단번에 탈출하는 것을 힘들게 여긴다. 이번에는 벙커플레이를 자신감 있게 하는 방법을 알아보자.

벙커에 들어간 순간 '이런, 또 벙커야?' 라고 생각하는 것과 '좋아, 어디 한번 해 보자' 라고 생각하는 것은 완전히 다른 결과를 가져온다. 볼이 벙커에 들어가면 머릿속이 이미 패닉상태가 되어 버리기 때문에 실수가 일어난다. 따라서 얼마나 냉정하게 판단하여 정리할 수 있는가가 최대 과제이다.

그러나 연습량이 적은 사람에게 벙커에서 침착을 유지하는 문제가 그리 간단한 것은 아니다. 그러나 그렇기 때문에 더욱 상상 훈련이 중요한 것이다. 우선 턱이 높은 벙커에서 탈출하는 장면을 가정하고 머릿속으로 정리해 보자.

바닥의 모래가 부드러우면 설령 턱이 있어도 더프를 하면 되므로 탈출은 간단하다. 스탠스를 오픈으로 하여 어드레스 하고 더프하기 쉽도록 볼을 왼발 앞에 놓도록 한다. 클럽 궤도의 최대 저점보다 앞(왼쪽)에 볼을 놓으면 더프 준비가 된 것이다.

잠재적인 공포심 벙커 샷의 명수 제니 사라젠이 실수의 원인에 대해서 분석한 말이다. 많은 실패는 기술적인 원인보다는 오히려 심리적인 원인에 의해서 생긴다는 것을 알아야 한다.

또 다른 한 가지 포인트는 테이크백이다. 자신의 몸과 평행하게 될 때까지 클럽을 올리고 몸의 움직임에 따라서 클럽을 휘두른다. 이렇게 하면 스탠스가 열려 있는 만큼 궤도는 커트가 되어 볼이 올라간다. 이때 오른 팔꿈치를 빠르게 접는 느낌을 가지면 좋다.

높게! 높게!

볼이 올라가지 않는 최대 원인은 백스윙에서 휘두르는 폭이 부족하다는 것이다. 더욱이 피니시의 높이도 부족하다는 데에 문제가 있다. 톱과 피니시가 높아지지 않으면 볼의 높이가 충분하지 않아 턱을 넘길 수가 없다. 중요한 것은 모래를 푹 치면서 끝내버리는 것이 아니라 클럽 페이스에 확실하게 볼을 올려놓고 퍼내는 것이다.

누구나 한번쯤은 볼이 턱에 걸려서 되돌아오는 쓰라린 경험을 해보았을 것이다. 그 이유는 폴로에서 끝까지 충분하게 휘두르지 못했기 때문이다. 벙커에서는 평평하고 둥글게 클럽을 휘두르는 것이 아니라 V자 모양

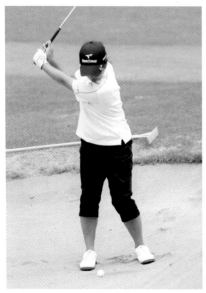
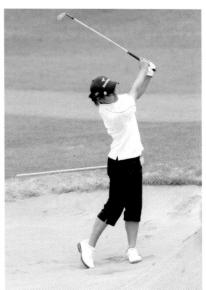

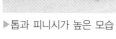
▶톱과 피니시가 높은 모습

의 궤도를 의식하도록 해야 한다. 벙커에서 볼을 올리기 위한 가장 중요한 테크닉이 바로 이것이다.

톱에서 왼손등 부분을 자신의 등쪽으로 꺾어서 클럽의 솔이 하늘을 향하게 하면, 다운스윙에서 이것이 완전히 바뀌면서 등 뒤쪽에서부터 헤드를 모래로 쳐 넣을 수 있다. 이것이 바운스를 잘 사용하여 벙커에서 탈출하는 방법이다. 부드러운 곳에서 볼을 치고자 할 때 특히 효과적이다.

상상한 대로 실행할 수 있도록 연습해두는 것이 바로 벙커 탈출의 첫 걸음이다. 가능하면 벙커가 있는 연습장에서 모래와 친해지도록 하는 것이 좋다.

Point · 세계적인 여제도 '우선은 상상 훈련을'

2004년 미야자토 아이가 도전한 영국 여자 오픈대회에서 필자가 주목한 것은 골프 여제라 불리는 애니카 소렌스탐이었다. 대회에 2번째 참가하는 애니카는 마지막 홀에서 그린 옆의 팟 벙커에 볼을 빠트렸다. 이때 애니카는 오른손을 펴고 새끼손가락을 아래로 향하게 해서 치는 방식으로 몇 차례나 스윙을 해보면서 헤드로 모래를 걷어내듯이 상상훈련을 하였다. 클럽의 어느 부분으로 모래를 파헤쳐서 앞에 있는 핀에 가깝게 가게 할 것인지를 머릿속으로 얼마나 상상했을까?

골프는 이미지, 즉 상상이다. 볼을 치는 이미시를 상상으로 얼마나 명확하게 그려낼 수 있는가가 샷의 좋고 나쁨을 결정한다. 벙커는 쥐약이라고 생각하고 도망갈 생각만 하지 말고, 이미지 속에서라도 편안하게 벙커를 탈출하는 자신을 그려 보기 바란다. 두려워하고 망설이기 때문에 실수가 생긴다. 그러나 성공하는 이미지를 상상해 낼 수 있다면 탈출이 어렵지만은 않을 것이다.

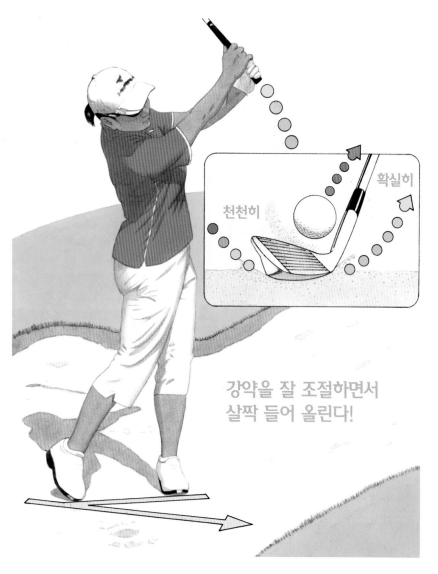

Lesson 22

모래가 적고 바닥이 단단한 벙커에서의 탈출법

강약을 조절하여 로브 샷
요령을 활용한다

천천히

확실히

강약을 잘 조절하면서
살짝 들어 올린다!

모래가 적고 바닥이 단단한 벙커에서는 기본적인 방법이 적용될 수 없는 경우도 있다. 바닥이 단단한 벙커일 때는 톱의 실수를 피하기 위해서 '천천히 그리고 확실하게 친다'는 탈출법을 적용해 보도록 하자.

프로도 힘든 단단한 벙커

바닥이 딱딱한 벙커는 프로조차도 애를 태우는 어려운 곳이다. 딱딱한 벙커에서 볼을 부드럽게 살짝 쳐내는 방법은 없는 것일까?

바닥이 부드러운 벙커는 더프를 하면 된다고 앞선 레슨에서 언급하였다. 그러나 바닥이 단단한 경우에는 그렇게 할 수 없다. 더프를 치면 클럽의 저점이 바운스로 튕겨 올라갈 때 헤드가 볼의 머리를 치고 톱을 하는 실수가 나오기 때문이다.

모래가 얇거나 바닥이 단단한 경우에 가장 무서운 실수는 역시 톱이다. 그린을 넘겨서 반대쪽에 있는 벙커에 다시 잡혀버리는 것과 같은 비극이 발생할 수 있기 때문이다. 따라서 더프를 하더라도 단단한 바닥에 바운스 되어 클럽이 튕기지 않을 정도의 스피드로 클럽을 휘둘러야 한다. 벙커라고 하면 바닥의 상태는 신경 쓰지 않고 모래가 폭발할 정도로 헤드를 세게 내리치는 경향이 많은데, 상황에 맞추어 천천히 휘두르는 연구도 필요하다.

모래 확인 벙커에서는 우선 모래가 부드러운지 단단한지를 확인할 필요가 있다. 모래를 밟으며 들어갈 때 발 뒤쪽의 감촉이나 어드레스 자리를 고정시킬 때 발이 어느 정도로 빠지는가 등을 기준으로 삼는다.

힘을 빼지는 않는다

물론 느린 스피드로 클럽을 휘두르더라도 임팩트에서 힘을 빼는 것은 금물이다. 천천히 하라고 말하면 힘의 세기마저 약하게 해버리는 사람이 있는데 잘못된 것이다. '천천히' 하되 '확실하게' 해야 한다. 비유하자면 로브 샷과 같은 이미지이다. 그린 주변에서 볼을 살짝 들어올릴 때의 요령을 생각해 보면 좋을 것이다.

스탠스를 오픈으로 하여 어드레스 하고 클럽을 휘둘러 컷 궤도로 볼을 올리는 것이 로브 샷의 요령이다. 헤드 스피드를 최대한 억제하고 페이스 면에 볼을 올리고 살짝 띄우는 것이 비결이다. 스탠스는 오픈, 궤도는 아웃사이드 인으로 하고 볼의 위치는 왼발 앞에 놓으면 더프를 하기 쉬우므로 스탠스 중심보다 약간 왼쪽으로 느껴지는 정도가 좋을 것이다. 또한 페이스를 너무 열면 바운스가 되어 클럽이 튀게 되므로 너무 열지 않도록 명심해 두어야 한다. 손목을 부드럽게 사용하여 볼을 살짝 올리는 느낌을 가질 수 있도록 한다.

바닥이 단단하면 힘을 쏟아 부어 탈출하려고 하는데, 바닥이 단단할수록 부드러운 샷이 필요하다는 것을 염두에 두어야 한다. 벙커 연습할 장소가 없을 때에는 연습장에서 로브 샷을 치고, 천천히 확실하게 스윙하는 감각을 기르는 훈련을 반복해 나가도록 한다.

한 가지 더 말하자면, 우선 바닥이 부드러운 벙커에서는 볼을 왼발 가깝게 세팅하고, V자 궤도의 예각으로 클럽을 휘둘러 피니시의 높이를 만들어 볼을 올린다. 반대로 바닥이 단단한 경우에는 헤드를 모래에 '퍽' 소리를 내면서 부딪쳐 쳐내지 말고, 로브 샷의 요령으로 천천히 확실하게 휘두르는 것이 최대 포인트이다. 머릿속으로 상상한 그대로 해낼 수 있게 되면 벙커에 대한 두려움을 극복할 수 있게 될 것이다.

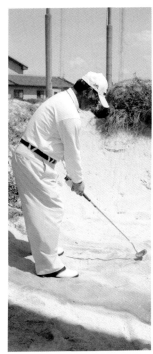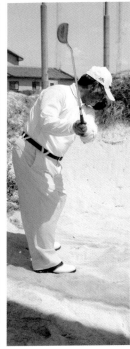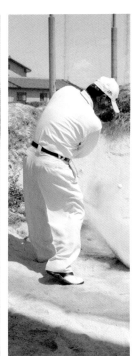

▶벙커샷을 할 때는 손목을 부드럽게 사용해야 한다.

Point 평상심 유지

남아프리카에서 열린 2005년 W배에서 미야자토 아이는 일본대표로서 초대 챔피언의 영광을 안았다.

첫째 날 6번 홀에서 제2타가 턱이 높은 벙커에 갇혔다가 샌드웨지로 핀의 1미터 근처로 붙여서 버디를 잡아내는 등 활약하는 와중에 문제가 된 것이 어프로치였다. 긴장과 흥분 때문에 볼이 너무 날아가서 그린을 오버하는 경우가 3번이나 있었다.

말로는 즐거운 기분으로 플레이하고 있다고는 했지만 역시 세계무대인 만큼 부담이 되었던 것일까? 그녀는 늘 마지막 날이 되면 필요 이상으로 볼을 날려 보내곤 하는 경향이 있다. 앞으로는 긴장하더라도 평상심을 유지할 수 있도록 하는 훈련도 계속해 나가야 할 것이다.

아마추어들도 바닥이 단단한 벙커에서는 그만 힘이 너무 들어가 버리곤 한다. 힘을 억제하고 천천히 휘두를 수 있도록 노력하기를 바란다.

23

그린 뒤쪽 왼발이 내려가는 옆 경사에서의 탈출

어깨는 지면과 수평하게
헤드는 경사면과 수평하게

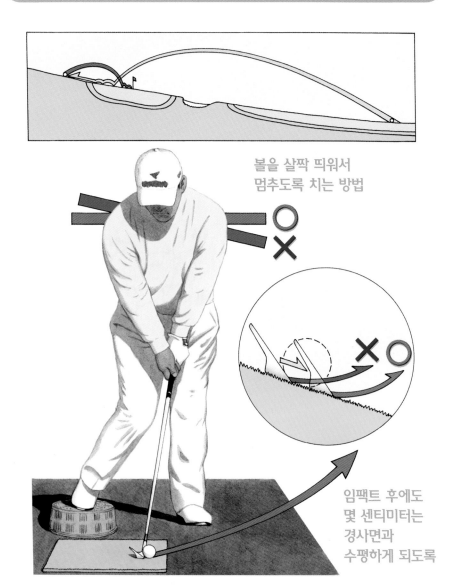

볼을 살짝 띄워서
멈추도록 치는 방법

임팩트 후에도
몇 센티미터는
경사면과
수평하게 되도록

그린을 오버했을 경우의 어프로치는 대체로 어렵다. 대개 러프나 왼발이 내려가는 옆 경사 또는 그린에서도 내리막인 경우가 많기 때문이다. 아마추어에게 많은 톱의 실수나 다시 오버하는 실수를 어떻게 막을 것인가? 볼을 가볍게 올려서 멈추게 하는 방법을 배워보자.

축은 기울어지지 않는다

일본의 골프장에는 그린 뒤쪽에 위험이 숨어 있는 경우가 많다. 오버한 경우 왼발이 내려가는 심한 옆 경사에서 그린에 볼을 올려놓아야 하는 상황이 생기는데, 과연 여기에는 어떤 숨은 위험들이 있는 것일까?

그린 앞쪽에서 공략하는 것이 골프의 상식이다. 그러나 때에 따라서는 그린 뒤쪽에서 공략하지 않으면 안 되는 상황도 있다. 이런 경우 보통은 볼을 띄우지 않고 땅볼이 되어버리는 경우가 많은데, 클럽을 내려서 폴로에서 단숨에 헤드를 상승시키는 어프로치라면 왼발이 내려가는 경사면에서도 볼을 띄워서 공략하는 것이 가능하다.

포인트는 양발의 높이가 다른 라이에서 어드레스를 어떻게 하는가이다. 어깨 라인을 경사면에 맞추고 축을 기울여 어드레스 하면 그린 뒤쪽의 경사지로 떨어지게 되거나 톱의 실수가 나오게 된다. 어깨 라인은 지면에 대해서(중력 방향에 대해서) 수평하게 하는 것이 올바르다. 그러기 위해서는 오른무릎을 구부리는 각도를 크게 하고 상체를 세운 후 축을 경사가 아닌 지면에 대해서 수직으로 유지하는 것이 중요하다.

아마추어의 경우 지면 바닥과 평행하게 서서 극단적으로 왼쪽 어깨를 내려 어드레스를 하려는 경향이 있다. 그러나 상체는 어디까지나 평행한 라이에서 칠 때와 똑같은 느낌을 가지고 치는 것이 좋다. 그러므로 버팀목이 되는 하체가 조정을 해야 하는 것이다.

상황에 주의 그린 뒤쪽은 정리되어 있지 않은 땅이 많다. 러프도 깊고, 경사진 부분도 베어 그라운드(Bare Ground, 잔디나 풀이 나지 않는 곳으로 흙이 드러나 있는 곳) 등인 경우가 있다. 클럽의 선택, 치는 방법까지 포함하여 상황을 세밀하게 분석한 후 샷에 임하도록 한다.

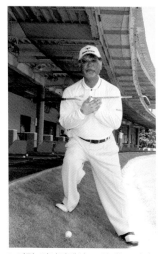
▶이런 경사면에서도 하체는 경사
면에 맞추고, 상체는 평평하게
한다.

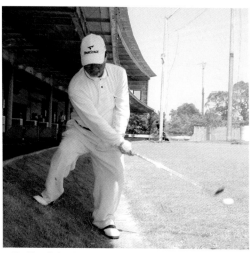
▶클럽은 짧게 쥐고, 리버커리 샷(Recovery Shot, 낭떠러
지 밑이나 급경사면 등에 떨어진 볼을 정상적인 위치로
되돌리는 것)을 한다.

거리에 따라 클럽을 휘두르는 폭은 달라지지만 절대로 톱을 욕심낼 필요
는 없다. 다만 염두에 두어야 할 점은 헤드를 경사면에 따라서 내리고,
임팩트에서 볼을 잡은 후에 그 헤드를 단숨에 하늘을 향해서 튀어 올라
가게 해야 한다는 것이다.

마지막에 하늘을 향해 튀어 올라가도록 한다

헤드가 볼을 잡고 나서 몇 센티미터 정도는 그대로 경사면에 맞추어 헤
드를 내리도록 한다. 헤드를 튀어 올라가게 하는 것은 그 후이다. 그렇지
않으면 당치도 않은 톱 볼이 나와서 경사면을 따라 굴러 떨어져 버리기
때문이다. 때에 따라서는 연습장에서도 오른발 아래에 바구니 등을 놓고
밟아 발 아래쪽을 불안정하게 만들어서 경사면을 가정한 어프로치를 연
습해 두는 것이 좋다. 이렇게 하면 그린 뒤쪽의 위험 지역을 겁내지 않아
도 될 것이다.

어떤 경우라도 급하게 치는 것은 실수를 부른다. 그린에 빠르게 올려보고자 하는 마음은 이해되지만 여유를 갖도록 해야 한다. 또한 라이가 나쁘면 오른발보다 훨씬 오른쪽에 볼을 놓아두는 방법도 있다는 것을 기억해 두도록 한다. 상상력을 동원하여 다양한 어프로치에 도전해 보면서 이런 감각들에 몸이 익숙해지도록 하는 것이 스코어 메이킹으로 연결된다.

Point / 프로도 잘 모르는 경사면 어프로치 방법

2004년 시즌 종반, 오키나와로 돌아온 미야자토 아이에게 이따금 왼발이 내려가는 옆 경사의 까다로운 라이에서 볼을 쳐서 올리는 연습을 시킨 적이 있다. 최고 상금의 여왕 자리를 놓고 한창 쟁탈전이 이루어지고 있었는데도 그녀는 왼발이 내려가는 옆 경사 라이에서 어깨 라인을 경사면에 맞추려고 하고 있었다.

그래서 필자는 "이봐, 그게 아니잖아. 어깨는 지구의 지면에 대해서 수평하게 하는 거잖아. 헤드는 경사면에 따라서 내리고, 임팩트하고 나서 클럽이 튀어 올라가게 하는 것이 확률은 높아!"라고 모범을 보여주었더니 그녀는 "네?"하면서 놀라는 것이었다.

프로도 놀라곤 하는 어프로치이긴 하지만 실제로는 아마추어에게도 어렵지 않다. 연습을 해나가다 보면 그린 뒤쪽의 경사가 두려워지지 않게 될 것이다. 발을 딛고 있는 자리가 아무리 나쁘더라도 상체가 이를 느끼도록 해서는 안 된다. 좌우 무릎을 접는 각도를 능수능란하게 조절하여 상체를 항상 높게 수직으로 세우도록 하자. 이런 의식은 모든 샷에 공통되는 것이다.

Lesson 24

테이크백과 다운스윙은 같은 속도로

확실하게 들어가는 퍼트를 위한 진자운동 비법

헤드가 움직이고자 하는
템포로 스트로크 한다

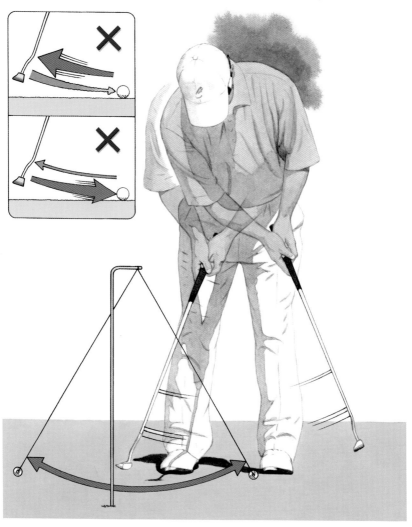

미묘한 터치가 요구되는 퍼트에서 가장 주의해야 하는 것이 '템포'이다. 테이크백과 다운스윙의 스트로크 속도를 일정하게 하는 것이 헤드의 안정감을 만들어 낸다. 줄에 매단 동전을 좌우로 흔들면서 평상시부터 동일한 템포감각을 기르도록 하자.

급하게 치는 것은 금물

아무리 샷이 좋다고 하더라도 퍼트가 들어가지 않으면 스코어를 줄일 수 없다. 1라운드에서 3~5타를 줄이기 위한 퍼트기술을 알아보자.

퍼팅의 템포가 좋지 않으면 게임의 흐름에 악영향을 미치게 된다. 올라가고 내려오는 것, 다시 말해 테이크백과 다운스윙의 템포를 동일하게 하는 것이 임팩트에서 페이스를 스퀘어로 하여 볼을 잡기 위한 조건이기 때문이다. 진자 운동을 떠올리면 알기 쉽다. 실 끝부분에 동전을 매달고 흔들면 왔다 갔다 하는 템포가 동일하다. 이 움직임이 올바른 스트로크의 힌트가 된다고 할 수 있다.

템포가 좋으면 헤드의 움직임은 안정된다. 억지로 '진자(헤드)'가 되려고 헤드의 움직임을 조작하는 것이 아니라 진자가 움직이고자 하는 템포로 스트로크 하는 것이 중요하다.

반복 스윙 동작

이상적인 스트로크를 실현하기 위해서는 어떤 연습을 해야 할까?

진자 운동에 맞추어 스트로크 하는 연습을 하면 좋다. 예컨대 줄 끝에 500원짜리 동전을 매달고 이것을 움직이게 해서 흔들리도록 해본다. 이 진자의 움직임에 맞추어 스트로크 하면 이상적인 템포를 익힐 수 있게 된다.

쇼트 퍼트 1미터 정도의 짧은 거리야말로 확실한 스트로크를 필요로 한다. 임팩트를 느슨하게 하면 테이크백과 다운스윙의 템포에 차이가 생겨 실수로 연결될 수 있다는 것을 기억해 두도록 한다.

평상시에 테이크백과 다운스윙의 속도가 달랐다면 그것은 자신이 어느 부분에서 스트로크를 조절하려고 한다는 증거이다. 테이크백을 너무 크게 당겨서 임팩트에서 스피드를 줄이려고 했다거나, 다운스윙에서 스피드를 올려 볼을 치려고 하는 등 일정하지 않은 템포가 실수로 연결되는 경우가 많다.

볼을 많이 치는 것보다도 오히려 매달려 있는 진자의 리듬에 맞추어 테이크백과 다운스윙의 반복 동작을 해보는 것이 퍼팅 능력을 향상시킨다. 리듬 한 가지로도 1라운드에서 3~4타는 줄일 수 있게 될 것이다.

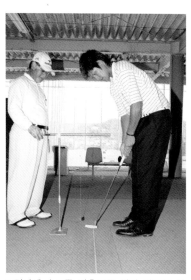

▶진자에 속도를 맞추도록 퍼팅 지도를 하고 있다.

그립은 절반 정도의 힘으로 쥔다

템포감 있게 스트로크 하기 위해서 중요한 또 한 가지는 그립의 압력이다. 너무 세게 쥐면 리드미컬하게 스트로크 하는 것이 어렵다. 가능한 부드럽게 쥐는 것이 진자 운동을 성공시키기 위한 포인트이다. 타이거 우즈는 절반 정도의 힘이라고 말했는데, 아마추어도 그립을 꽉 쥐어 보고 절반 정도 힘을 뺀 상태로 쥐도록 한다.

템포 감각이 생기면 임팩트에서 페이스의 방향도 갖추어지게 된다. 이것으로 방향성을 보장받은 후 진자의 폭으로 거리감을 만들어 내는 것이다. 좋은 리듬이 '들어가게 하는 퍼트'를 연출한다.

2004년 한 시합에서 미야자토 유우사크는 대학교 선배인 호시노 히데마사 프로와 함께 하게 되었다. 그 1주일 동안 그는 계속 호조를 보여서 폭발적인 스코어가 나와도 그다지 이상하게 여겨지지 않을 정도였는데, 퍼트가 들어가지 않는 바람에 결국 호시노 프로의 뒤를 따르게 되었다.

퍼트에서 난조를 보인 이유는 무엇일까? 바로 퍼팅 템포의 차이 때문이었다. 호시노 프로는 테이크백과 다운스윙에서 동일하고 완벽한 템포를 만들고 있었는데 비해 유우사크는 톱에서 스트로크가 빨라지기 때문에 모든 퍼트가 '탕, 탕' 하고 공격적이었다. 데구르르 굴러가서 컵으로 빨려 들어가는 부드러움이 결여되어 있었던 것이다. 그립을 너무 세게 쥔 것도 문제였다. 강하게 쥐면 불필요한 힘이 들어가게 된다.

라운드 후에 호시노 프로의 템포가 얼마나 완벽했는지를 이야기하면서 유우사크는 달라졌다. 호시노 프로에게서 배운 템포로 몰라보게 좋아진 것이다.

들어가기만 하면 OK 그래도 확률을 높이려면?

25 퍼트의 정확도를 높이는 스트레이트 투 스트레이트

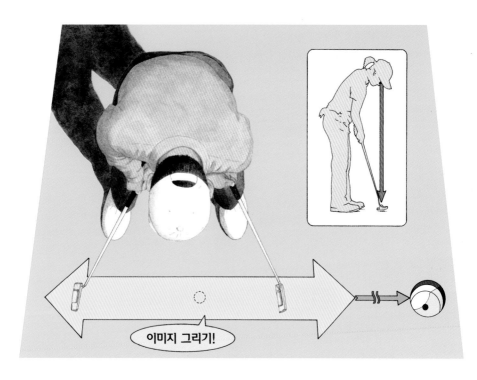

이미지 그리기!

Straight to straight로 확실성을 늘린다!

퍼트에는 특별한 형태가 없다. 한 마디로 들어가면 좋은 것이다. 그러나 볼을 넣기 위해서는 기본적인 방법을 습득해 두라고 말하고 싶다. 스트로크는 엄밀하게 말하자면 인에서 인으로 빠지는 궤도가 되지만, 목표를 향해 똑바로 스트레이트 투 스트레이트를 한다는 느낌을 가지면 더욱 확실해 질 것이다.

어디까지나 이미지

퍼팅은 과연 인사이드 인일까 아니면 스트레이트 투 스트레이트일까? 어느 쪽으로 하던지 간에 퍼트를 집어넣기 위한 작전이란 바로 다음과 같다. 퍼트는 넣으면 된다. 그러나 그러기 위해서는 이치에 맞도록 하지 않으면 안 된다. 궤도가 안정되어 있으면 들어갈 것이며 페이스가 흔들리거나 하면 당연히 들어가지 않을 것이다. 그러면 어떤 느낌으로 치는 것이 좋을까? 컵을 향하여 헤드를 똑바로 보내는 느낌을 갖는 것이 좋다. 헤드가 목표방향을 향하여 똑바로 나가도록 하는 느낌이라면 스트레이트 투 스트레이트가 될 것이다.

엄밀하게 말하자면 자신의 몸에 맞게 스트로크를 하는 것이므로, 길게 당기면 당길수록 헤드는 인사이드로 들어오고 '인 투 인'의 완만한 곡선을 그리게 된다. 그러나 인사이드 인의 느낌이 강하면 아마추어는 아무래도 극단적인 인으로 당기려고 하게 되므로 느낌은 스트레이트 투 스트레이트로 하는 것이 좋다.

유우사크는 거의 스트레이트이지만, 완만한 커브를 그리는 거대한 목제 부메랑과 같은 기구를 자신의 발밑에 놓고 그 완만한 곡선에 맞추어 스트로크 하는 연습을 하고는 한다. 곡선에 맞추어 스트로크 하는 연습은 어느 정도 이상 인으로 너무 당기면 안 된다고 하는 한계가 어디까지인지를 알

올바른 셋업 라인에 대해서 퍼터 페이스를 어떻게 스퀘어로 움직이게 만들 수 있을까? 이를 위해서 중요한 것이 어드레스이며, 특히 볼이 눈의 바로 아랫부분에 오도록 셋업하는 것이 필요하다.

기 위해서이다. 의식하지 않더라도 길게 당기면 자연스레 헤드가 인사이드로 들어오게 되므로, 의식적으로 볼과 목표를 연결한 라인에 대해서 똑바로 헤드를 당기고 곧바로 보내는 느낌을 가져야만 한다.

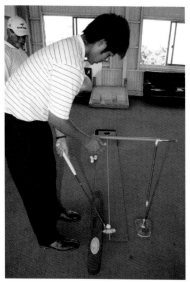

▶ 완만한 부메랑과 같은 기구를 사용한 퍼트 연습

볼은 시선 바로 아래에서

기본적으로는 볼은 시선 바로 아래에 세팅한다. 샷과 같이 자신의 시선보다 멀리 볼을 두면 똑바로 당겨서 곧장 나아가게 하는 느낌을 만들기 어렵다. 대부분 몸이 지치면 볼에서 멀어지는 경향이 있다. 샷에서는 샤프트가 경사지게 되지만 퍼트는 가능한 수직으로 클럽을 늘어트려서 치는 것이 좋다. 볼의 위치에 주의를 기울이도록 한다.

손목을 움직이는 것도 잘못된 것이다. 손목을 사용하여 퍼터를 조작하면 페이스가 바뀌기 쉽다. 양팔과 몸이 만드는 삼각형을 무너트리지 않도록 조심하며 어깨로 스트로크 하길 바란다.

앞의 장에서 테이크백과 다운스윙의 스피드를 동일하게 하기 위한 진자 운동 연습을 배워보았는데, 거기에 페이스를 똑바로 하여 컵을 향해 보내는 스트레이트 투 스트레이트의 느낌을 더해서 퍼팅의 정확도를 더욱 높였으면 한다.

2005년 다이킹 오키드 때 미야자토 아이는 퍼트에서 굉장히 난조를 보였다. 그러나 필자가 보기에 원인은 너무나 분명했다. 폴로에서 헤드를 인사이드로 너무 빼고 있었기 때문에 궤도가 컷으로 들어가 컵과는 거리가 멀어지게 된 것이었다.

첫째 날 경기를 마친 후에 연습 그린에 진자를 사용하여 똑바로 선을 그리면서 이에 맞추어 스트로크 하는 연습을 시켰는데, 자신의 것으로 완전히 소화시키지 못하는 모습을 보면서 요행이 아니고서는 퍼트가 들어가지 않겠다는 생각을 했었다. 아니나 다를까 바로 그런 염려가 현실이 되어 버렸다.

폴로에서 왼쪽 겨드랑이를 너무 조이면 헤드 궤도가 컷이 되어 짧은 거리가 들어가지 않게 되는 현상이 자주 일어난다. 역시 퍼트는 스트레이트 투 스트레이트가 아니면 잘 굴러가지도 않고 좋은 결과도 나올 수 없다.

26 숨을 '후~' 하고 내뱉고 힘을 빼고 막힘없이 친다

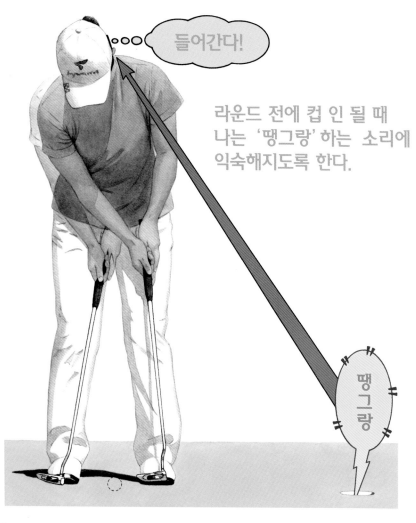

들어간다!

라운드 전에 컵 인 될 때
나는 '땡그랑' 하는 소리에
익숙해지도록 한다.

땡그랑

'연습장에서의 싱글'은 많다. 연습장에서는 잘 되는데 코스에 나가면 스코어가 엉망이 된다. 그래서 이번 레슨에서는 코스에서 도움이 되는 실전적인 매니지먼트 기술을 이야기해보고자 한다. 그 첫 번째 주제는 쇼트 퍼트이다. 1미터 퍼트가 왜 빗겨나가는지 알아보자.

스트로크가 나빠지기 쉬운 거리

짧은 퍼트, 특히 1미터 퍼트가 빗겨나가서 스코어를 무너트리는 경우가 꽤나 많다. 1미터 퍼트가 들어가면 당연하다고 생각하곤 하는데, 가만히 보면 1미터를 넣지 못해서 90타 또는 80타를 끊지 못한다고 말하는 사람들이 의외로 많이 있다. 누구나 '만일 저 곳에서 3퍼트만 하지 않았더라도' 하고 아쉬워해 본 기억이 있을 것이다. 그렇다면 어째서 1미터를 빗겨가는 것일까?

사실은 지극히 당연한 것이다. 1미터는 스트로크가 가장 나빠지기 쉬운 거리이기 때문이다. 컵은 바로 눈앞에 있다. 목표가 보이기 때문에 흥분 정도도 높아진다. 스트로크이든 뭐든 간에 아무래도 좋으니 한시라도 빨리 넣고 싶다고 생각하는 것이 실수를 부른다.

컵에 볼을 넣고 싶은 기분이 앞서고 흥분하면서 평상심을 유지하지 못하게 된다. 그 결과, 근육이 수축되어 어깨가 굳어지고 스트로크를 소홀히 하게 되면서 손끝으로 대처하려고 하게 된다. 이렇게 되면 헤드의 심지 부분으로 볼을 잡는 것은 도저히 불가능해진다. 이를 방지하려면 평상시부터 압박감을 견디는 연습을 해 두는 수밖에 없다.

압박감을 견디는 연습에는 어떤 것들이 있을까? 우선 사고방식을 바꿔야 한다. 80센티미터를 무시하면 80센티미터에서 울게 될 것이다. 80센티

퍼트 이즈 머니(Putt is money)! 300야드 수준의 샷도 1미터의 퍼트도 똑같은 1타이다. 쇼트 퍼트는 스코어와 직결되는 엄청난 스트로크가 된다. 주의를 놓지 말고 자신을 가지고 확실하게 치도록 한다.

미터이기 때문에 정성껏 스트로크 해야 한다. 당연히 들어갈 것이라고 대수롭지 않게 여길 것이 아니라 갔다가 돌아오는 스트로크의 스피드를 동일하게 하고, 평상시부터 부드럽게 막힘없는 스트로크를 할 수 있도록 연습해둔다.

자기암시가 필요

라운드를 시작하기 전에 많은 이들이 롱 퍼트에 무게를 두는 것이 사실이지만, 오히려 1미터를 확실하고 안정되게 넣는 편이 실전에서는 더 효과적이다. 컵 인 될 때 나는 소리에 익숙해지도록 하며, '오늘은 꼭 넣어야지!' 라고 자기암시를 걸자.

긴 퍼트가 들어가면 횡재한 것이라고 생각해야 한다. 중요한 것은 1미터 퍼트이다. 들뜬 기분으로 몸이 경직되었을 때에는 심호흡을 하면 좋다. 사람의 몸은 숨을 크게 내뱉으면 편안해지는 법이다. 가슴 속에 있는 숨을 모두 뱉어내고 몸에서 힘을 빼면, 어깨가 부드럽게 움직이고 짧은 퍼터도 평상심으로 칠 수 있다.

평상시부터 볼이 들어가는 이미지 트레이닝을 하며 쇼트 퍼트가 컵 인될 때 나는 상쾌한 소리에 친숙해지도록 하라. 코스에서는 숨을 '후~' 하고 뱉어내고 어깨의 힘을 뺀다. 이것이 1미터를 착실하게 성공시키는 비결이다.

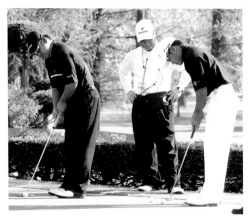

▶짧은 퍼트도 똑같은 1타이므로 연습에 소홀하면 안 된다.

Point　1.5미터 퍼트 확실하게 넣는다

2004년부터 필자가 항상 말하고 있는 것이 쇼트 퍼트의 중요성이다. 미야자토 아이가 마지막까지 상금 여왕 자리를 놓고 겨룬 것도, 기요시가 오키나와 오픈에서 우승할 수 있었던 것도, 1.5미터의 퍼트를 확실하게 넣고 자신감을 가졌기 때문이다.

프로에게 있어서 1.5미터는 못 넣어서는 안 되는 거리이다. 아마추어라면 최소 1미터의 거리는 빗겨나지 않도록 해야 한다. 기요시가 재작년 시드에서 떨어진 것은 이 거리를 넣지 못했기 때문이었다. 퍼팅에서는 양 손바닥이 마주하고 이 사이를 그립이 경사지도록 사선 모양으로 내려오는 스타일이 이상적이다. 하지만 이전의 기요시는 왼손가락으로만 잡고 있는 바람에 테이크백을 손목으로 올렸고 결국 페이스가 흔들리게 되어 자신이 의도한 곳으로 볼을 보내지 못했던 것이다.

이것을 교정하여 그립을 손바닥으로 바꾸어서 1.5미터 퍼트를 빗겨가지 않도록 하는 기초를 다졌다. 쇼트 퍼트야말로 스코어를 만드는 핵심이다. 반드시 명심해 두도록 하자.

Lesson

〈실전편〉 파3에서 크게 실수하지 않는 방법

27 포대그린에서는 그린의 폭과 바람의 영향에 유의하자

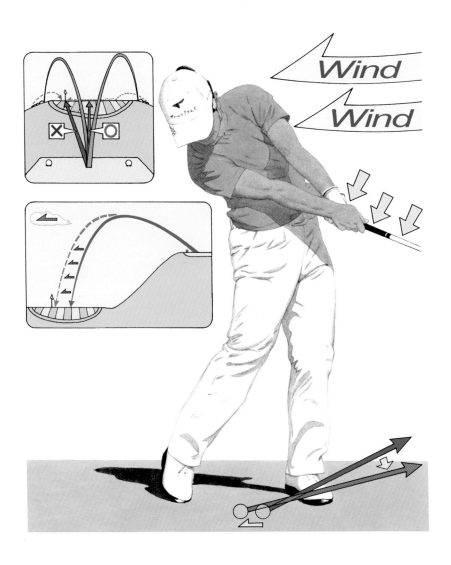

쇼트 홀을 무난하게 처리할 수 있느냐에 따라서 스코어는 크게 변하게 된다. 파3의 홀은 거리가 짧은 만큼 기분이 이완되는 경향이 있어 결국에 타수가 더 늘어나는 경우가 많다. 그린을 벗어나더라도 어프로치 하기 쉬운 부분을 계산하는 등 신중하게 작전을 짤 필요가 있다.

빗겨나가도 오른쪽으로 가면 볼의 속도를 활용할 수 있다

아마추어가 '기회'라고 생각하는 파3는 사실 함정으로 가득 차 있다. 파3에서 타수를 크게 늘리지 않는 방법을 소개하고자 한다.

실수는 치명적이다

파5는 실수를 2번 하더라도 파를 할 수 있다. 파4라면 한 번의 실수까지는 용서될 수 있다. 그런데 파3는 한 타의 실수가 치명적이기 때문에 마음을 놓을 수가 없다. 파3가 어렵다는 말을 명심하고 긴장을 풀지 않는 것이 타수를 크게 늘리지 않는 비결이다. 분명히 기회로 생각하고 도전한 파3에서 타수가 크게 늘어나게 되면, 어려운 파4 상태에서 더블 보기를 친 것보다도 타격이 훨씬 크다.

그러면 파3가 어려운 이유는 무엇일까? 그것은 거리를 생각해보면 알 수 있다. 요즘에는 파3도 150야드 이상의 홀이 많지만 이것은 파4의 세컨드보다도 거리가 길다. 여기에서부터 3타로 들어오기란 상당히 어렵다.

그렇다면 파3의 티 그라운드에 섰을 때 최우선으로 생각해야 할 것은 무엇일까? 마음의 준비를 해두어야 할 점은 어느 곳을 겨누어야 최악의 패턴을 막을 것인가 생각하는 것이다.

코스 공략 우선 첫 번째로 생각해야 할 것은 실수를 하더라도 최악의 경우는 되지 않도록 하는 것이다. 파3는 여러 개의 가드 벙커 등 성가신 것들이 많으며, 빗겨나가더라도 파를 하기 쉬운 장소로 보내도록 한다.

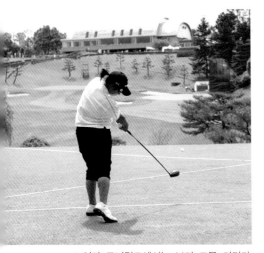
▶여자 토너먼트에서는 보기 드문 거리가 있는 200야드의 쇼트 홀이다. 여자 골퍼 대부분은 우드로 공략하지 않으면 도달하지 않는다.

포대그린 왼쪽 끝에 핀이 서 있다고 해 보자. 이 경우 핀을 데드(Dead, 홀에 아주 가까워서 다음 퍼팅에서 놓칠 리 없는 볼로 매치 플레이에서는 이런 볼에 기브를 줌)로 겨누었으나 왼쪽으로 빗겨나가게 되면 컵과 가까운 그린 면을 사용할 수 없다. 때문에 어려운 어프로치가 남게 되며 파세이브도 어렵다. 가능하면 핀이 아닌 그린 센터를 겨누어라. 설령 빗겨나간다고 해도 오른쪽으로 빗겨나가면 컵이 멀고 볼의 속도를 사용할 수 있으므로 어프로치로 붙여서 파를 할 수 있는 기회가 커진다.

따라서 그린 폭을 어떻게 사용할지를 정하는 것이 중요하다. 핀과 가까운 쪽으로 빗겨나가게 되면 성가신 것들이 많은 법이다. 가능하면 그린 면을 효과적으로 사용할 수 있도록 볼이 빗겨나가게 하는 방법을 생각하도록 한다.

강풍일 때는 볼을 띄우지 않는 판단을

또한 티 그라운드와 그린의 높낮이 차이가 있는 파3에서는 바람을 계산하는 것이 공략에 있어서 중요한 포인트가 된다. 볼을 쳐서 내려보내는 파3에서는 깃발이 아래쪽에 있기 때문에 바람을 예측하기가 어려워진다. 이럴 때 무엇을 참고로 바람의 방향을 추측하면 좋을까? 정답은 구름이다. 구름 한 점 없는 쾌청한 경우라면 어쩔 수 없겠지만, 일반적으로 구름이 향하고 있는 방향을 통해 바람을 판단하는 것이 가장 이치에 맞는 방법이다.

폴로는 낮게

바람이 강할 때에는 가능한 볼을 띄우지 않는 방법을 생각할 필요가 있다. 이런 경우에는 볼의 위치를 오른발에 가깝게 세팅한 후, 피니시까지 끝까지 휘두르지 말고 폴로를 낮은 위치에서 멈추는 샷이 효과적이다. 볼이 필요 이상으로 올라가지 않기 때문에 바람의 영향도 어느 정도 받지 않게 될 것이다.

어찌 보면 쉬워 보이는 파3를 말 그대로 쉽게 플레이하기 위해서는 티샷으로 치밀하게 계산해야 한다. 최악의 상황을 가정하고 최선을 다해야 한다.

Point ／ 긴장을 풀어버리면 큰 실수로 직결

2005년 크래프트 나비스코 선수권의 3일째. 10번 홀에서 시작한 미야자토 아이가 다음 11번에서 이글을 뺏으면서 워터 해저드의 14번 파3에서 통한의 더블 보기를 범하는 바람에, 한창 상승 중이던 흐름이 끊어져 버리고 말았다.

그린 왼쪽 사이드에 워터 해저드가 펼쳐져 있는 홀. 3일째의 핀 포지션은 그린을 센터로 하여 첫째 날과 둘째 날에 비해서 비교적 쉬운 곳으로 보냈다. 안성맞춤의 찬스 홀이었다. 그런데 반대로 이런 순간에 긴장을 너무 푼 탓이었을까? 찬스는 오히려 크나큰 과실이 되고 말았다.

아마추어도 파3는 찬스라고 생각하고 필요 이상으로 허세를 부리다가 실수를 하게 되는 경우가 많다. 주의하지 않거나 마음만 앞서서는 실수를 유발하게 되는 것이다. 찬스라고 생각될 때야말로 정신 집중해서 확실하게 그린 센터를 노리도록 하자.

Lesson 28

〈실전편〉 워터 해저드에서 평상심으로 치는 비결

워터 해저드 증후군 때문에 서두르는 것은 금물이다

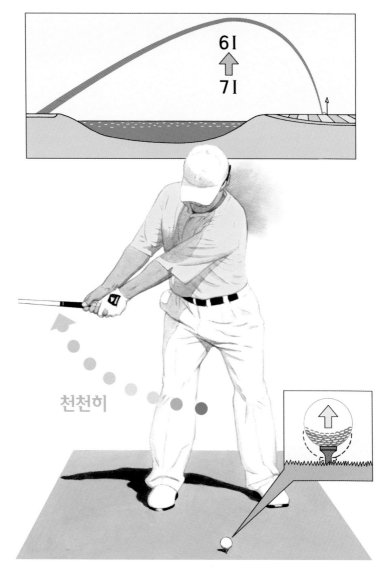

6I

7I

천천히

워터 해저드를 자신 없어 하는 아마추어가 많다. 평상시처럼 하면 아무렇지 않게 넘길 수 있는데도 뭔가 알 수 없는 심리적인 방해가 있다. 실패를 반복하지 않기 위해서는 평상심을 계속해서 되새기는 수밖에 없다. 긴장하는 사람은 긴장했을 때의 습관을 파악해 두는 것도 중요하다.

백스윙은 절반 정도의 스피드로

실력은 보증서이다. 그런데 웬일인지 워터 해저드를 앞에 두면 평상심을 찾지 못하고 반드시 워터 해저드의 함정에 걸려들고 마는 골퍼가 많다. 워터 해저드를 앞에 두고 동요하지 않을 수 있는 비책으로는 어떤 것이 있을까?

골프 실력으로 보았을 때는 절대로 워터 해저드 같은데 볼이 들어갈 리가 없는데도 꼭 빠지고 만다. 워터 해저드에 대한 과민반응 때문은 아닐까? 이것은 기술 이전에 심리적인 문제이다.

그러나 아무리 기분상의 문제라고 해도 워터 해저드를 보면 어쩔 수 없이 평상심을 잃게 되기 쉽다.

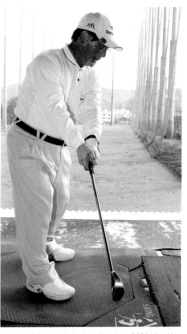

▶ 백스윙은 평상시의 3배 정도 천천히 하는 기분으로 시작한다.

사람이니 긴장하는 마음은 이해가 된다. 중요한 것은 긴장하였을 때 나타나는 자신의 습관을 파악해 두는 것이다.

헤드업 눈앞에 핀이 있을 때의 어프로치 또는 워터 해저드 등의 장애물이 있을 때 많이 일어난다. 결과를 빨리 확인하고 싶은 마음이 불러 일으키는 실수이다. 볼을 다 칠 때까지는 볼에서 눈을 떼지 않도록 한다.

워터 해저드를 넘기는 샷을 칠 때, 사람들은 대개 결과를 빨리 확인하고 안심하고 싶은 마음에 볼을 급하게 치다가 워터 해저드에 빠트리고 만다. 빨리 휘두르려고 하다 보니 다운스윙에서 하체의 리드가 제대로 이루어지지 못하고 손으로 쳐버리게 되는 것이다. 워터 해저드가 있을 때에는 마술을 하듯 느린 템포로 자신을 타이르도록 한다. 백스윙은 평상시의 30~50% 정도, 천천히 들어올리는 것을 명심해야 한다.

그러나 조금이라도 빨리 워터 해저드를 넘겨 버리고 싶고 결과도 신경 쓰여서 급하게 볼을 보려고 고개를 들어올리면 실수가 유발된다. 이것이 워터 해저드 증후군이다. 고개를 빨리 들면(헤드업) 더프나 톱이 되기도 한다. 너무 쉽게 워터 해저드에 잡히는 것이다.

쇼트 홀에서는 큰 호수의 클럽을 선택한다

그러면 필 미켈슨이 2타를 연속하여 넣은 더 플레이어즈 선수권의 유명한 홀, 아일랜드 그린의 17번까지는 아니더라도 바로 앞에 큰 워터 해저드가 돌출한 파3는 어떻게 공략하면 좋을까?

우선 큰 클럽을 선택해야 한다. 그리고 티업을 높게 하여 가볍게 휘두른다. 이것이 워터 해저드를 넘기는 파3의 공략방법이다. 중요한 것은 마음의 여유이다. 큰 호수의 클럽이라면 워터 해저드의 희생양이 되지 않고 한 타로 끝낼 수 있는 확률이 높다.

또한 파3 이외의 홀에서 워터 해저드를 넘기는 경우에도 아마추어는 무모한 판단으로 공략하여 실패하는 경우가 많다. 우선 자신의 힘을 잘 고려해야 한다. 때에 따라서는 용기 있는 철퇴도 필요하다. 워터 해저드 앞에서 일단 마음 속 깊이 새기면서 어프로치로 파를 하겠다는 선택도 잊어서는 안 된다. 만일 워터 해저드에 빠지더라도 동요되지 말고, 침착을 유지하여야 같은 실수를 반복하지 않는다. 기분을 전환하여 항상 느린 템포로도 가능하다고 암시하는 것을 잊지 말자.

결과를 재촉하면 실수가 나오게 된다. 마음의 여유를 찾는 것이야말로 워터 해저드를 성공적으로 넘길 수 있는 길인 것이다.

긴장을 하면 다양한 폐해가 생겨나게 된다. 그립에 힘이 들어가게 되어 하체가 굳어지고 손으로 치게 되는 것이 그 증상들이다. 애니카 소렌스탐도 긴장하면 루틴 (Routine, 선수들이 습관적으로 일정하게 하는 동작)이 2~5초 정도 빨라진다고 한다.

2004년 다이킹 오키드의 마지막 날, 미야자토 아이는 아침부터 식사를 못할 정도로 긴장하고 있었다. 아니나 다를까 1번 티샷에서는 멀리서 봐도 루틴이 조급해져서, 결과적으로 왼쪽으로 풀훅을 하는 실수를 하게 되었다.

아마추어가 워터 해저드를 눈앞에 두게 되면 긴장되는 마음이 어떨지는 코치로서 충분히 이해가 된다. 150야드 조금 못 미치는 거리를 아무렇지도 않게 하는 파3 에서도 바로 앞에 워터 해저드가 있으면 있다는 자체만으로도 평상심을 잃기 쉽다. 그럴 때에는 숨을 힘껏 내뱉어 보길 바란다. 상체에서 여분의 힘이 빠지게 될 것이다. 긴장했을 때야말로 그립의 압력을 이완시키고 천천히 휘둘러야 한다. 어렵겠지만 이것이 가능해져야지만 스코어를 줄이려는 희망에 더욱 다가갈 수 있을 것이다.

29 표적을 핀의 끝부분,
오버하는 느낌으로 힘껏!

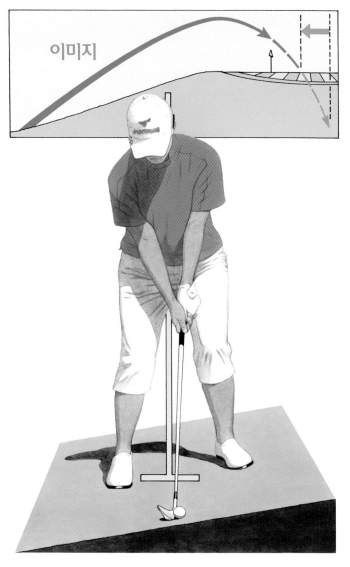

이미지

포대그린을 공략하는 비결은 생각하기 나름이다. 컵이 보이지 않는 만큼 거리감을 파악하는 것이 어려우며 아무래도 짧게 치는 경우가 많다. 그러나 실제로는 '오버되지 않을까?' 하고 생각되는 정도로 치는 것이 적당하다. 긴 클럽을 사용하여 핀의 머리 부분을 넘기는 느낌을 가질까 말까 하는 정도의 용기가 성공을 가늠한다.

포대그린은 아마추어가 공략하기에는 조금 어렵다. 핀의 깃발은 보이더라도 컵이 보이지 않기 때문이다. 무엇보다도 가늠하기 어려운 것이 거리감인데 딱 알맞게 붙이는 방법은 없을까?

일찌감치 '착지' 를 고려해서 클럽 호수를 높인다

포대의 상태에 따라 다르긴 하지만 대부분의 아마추어가 쳐 올리는 것을 얕보는 경향이 있다. 낮은 위치에서 높은 위치를 향해서 볼을 보내면 볼이 평상시보다 빨리 지면에 도달하게 되므로 그 주변을 잘 고려하여 호수를 올리지 않으면 안 된다.

호수를 올리는 기준

남은 거리나 라이의 상태 등에 따라 다르겠지만, 포대그린이라고 하면 일단 10~15야드는 더 나아가도록 친다고 생각하는 것이 좋다. 다시 말해, 거의 1호 정도는 확실하게 큰 클럽을 선택할 필요가 있다는 것이다. 제1기준이 되는 것이 핀 클럽이다. 포대그린을 노릴 때에는 핀의 머리를 넘긴다는 느낌으로 치는 것이 중요하다. 핀의 머리를 넘기지 않으면 앞쪽에서 속도가 떨어져 그린에 올라가지 못하는 경우가 많다.

로프트를 살린다 높은 곳을 겨누는 경우, 조심하지 않으면 안 되는 것이 볼을 떠올리는 동작이다. 볼을 올리는 일은 클럽의 로프트에게 맡기고, 축을 중심으로 확실하게 스윙하는 것을 명심하도록 한다.

조금 오버될 정도로 쳤다고 여겨질 정도의 거리가 딱 알맞다. 핀 위를 넘긴다는 느낌이 올바른 거리감에 도움이 될 것이다.

오르막 경사 대책 - 축은 지면에 수직으로

하지만 볼을 무리하게 위로 띄워 보내려고 해서는 안 된다. 포대그린을 노리는 경우, 대개 왼발이 올라가는 오르막 경사 라이에서 치게 되므로 저절로 페이스가 열리기 쉽다. 게다가 볼을 높이 띄우기 위해 오른발 체중으로 치다 보면 호수가 큰 클럽을 사용하더라도 거리감이 부족하게 된다. 볼을 위로 띄우려고 할 것이 아니라 로프트대로 거리를 내는 것을 우선시해야 한다.

100야드는 일반적으로 PW나 PS로 친다고 한다. 그래서 포대의 경우는 9번이다. 그러나 체중을 오른쪽에 싣고, 어깨를 경사면과 평행하게 하여 치면 로프트는 살지 못하고 9번의 거리를 낼 수 없게 된다. 왼무릎을 적절히 구부려서 축을 곧바로 세울 수

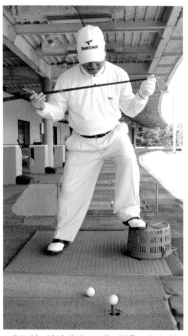

▶오르막 경사에서 포대그린을 겨냥하는 훈련은 연습장에서도 할 수 있다. 바구니를 받침대로 하여 왼발이 올라가는 경사를 가정하여 연습중인 미야자토 씨

있도록 하여, 경사면이 아닌 지면에 수직이 된 상태로 칠 수 있게 한다. 경사면에 따라서 서는 것이 아니라 평평한 지구면을 머릿속으로 그리고 이에 대해 수직으로 선다. 이것이 로프트대로 볼의 높이와 거리를 만들어내는 비결이다. 그 후에 핀의 머리 위를 넘는 볼을 치면 포대그린을 공략할 수 있게 된다.

오버가 된 것은 아닐까 싶더라도 안심하라. 볼은 낙하해서 떨어지기도 전에 지면에 도달하기 때문에, 오버되어 날아가기 전에 멈추어 버리게 된다. 포대가 높으면 높을수록 멈추는 것이 빠르다. 짧은 것보다는 조금 오버가 되는 것이 핀에 가깝게 가져다 댈 확률을 높이는 것이다.

핀의 머리 부분을 넘기는 느낌으로 조마조마하는 마음을 날려버리도록 하자.

Point 볼을 올려 멈추게 하는 것이 확률이 높다

최근 주류인 언듀레이션(Undulation, 코스의 높고 낮은 기복 상태를 말함)이 심하고 큰 그린에서 지면의 경사나 기복에 좌우되지 않기 위해서는 볼을 조금 올려서 단숨에 핀 근처까지 가져가는 어프로치가 효과적이라고 한다. 하물며 포대그린이라면 아마추어에게 굴려서 딱 알맞게 가져다 대는 거리감을 요구하는 것은 무리이다. 그래서 볼을 올려서 멈추는 느낌을 가지는 편이 확률은 높아진다.

볼을 올린다고 하면 극단적으로 페이스를 열거나 몸을 오른쪽으로 향하게 하거나 오른발 체중으로 치려고 하는 사람이 많지만, 볼을 띄우는 것은 클럽의 로프트라는 사실을 잊어서는 안 된다. 볼을 올리고 싶을 때일수록 아래에서 위로 떠올릴 것이 아니라, 헤드를 높은 위치에서 낮은 곳으로 내려쳐야 한다. 포대그린에서는 특히 로프트를 살려서 치는 방법(헤드를 위에서 내리는 것)으로 일관하도록 한다.

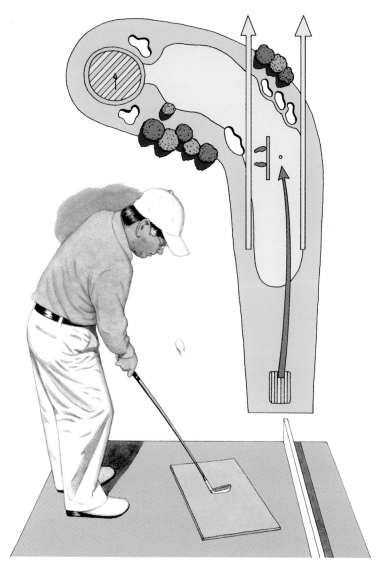

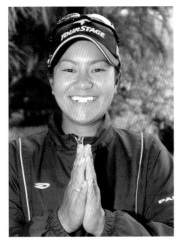
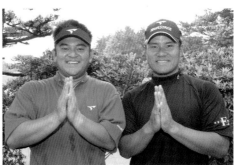

▶여러분, 모두 열심히 하세요! 미야자토 아이, 기요시, 유우사크가 양손을 모아 여러분의 실력 향상을 기원하는 포즈를 취하고 있다.

Point 큰 무대에서 스퀘어의 중요함을 알게 된 기요시

볼이 휘는 데는 기술적인 요인도 있지만 어드레스의 방향이 나쁜 것이 결정적이다. 임팩트 순간, 페이스의 방향이 1도만 바뀌어도 300야드 앞에서는 7야드의 오차를 만들어 낸다고 한다. 300야드를 날려 보내는 사람은 적지만 페이스의 방향이 5도, 10도 달라지면 200야드 앞의 오차는 엄청나다. 게다가 아마추어는 어드레스의 방향이 쉽사리 10도 또는 20도나 달라져 버린다. 볼이 휘어져 버리는 것도 당연하다.

기요시가 영국 오픈에 출전했을 때, 몸은 오른쪽을 향하고 왼쪽으로 휘두르는 나쁜 습관이 나오게 되었다. 메이저 무대에서 목표에 스퀘어로 서지 않는 선수는 전혀 없다. 그래서 필자는 경기결과는 신경 쓰지 않고 목표에 대해서 스퀘어로 어드레스 하는 것만을 주문하였다. 결국 예선에서 떨어지긴 했지만, 그에게 있어서는 스퀘어로 어드레스 하는 것이 중요하다는 사실을 메이저라고 하는 큰 무대에서 통감할 수 있었던 것이 지금까지 큰 재산이 되고 있다.

번역 **신정현**

서강대학교 정치외교학과를 졸업하고 (주)웅진코웨이개발 기획실
일본대외 마케팅 담당을 거쳐 번역회사 (주)레모에서 일본어 번역
업무를 하였다. 현재는 일본어 전문 번역가로 활동중이다.

읽기만 해도 10타는 줄이는
원포인트 레슨 30

1판 1쇄 | 2006년 2월 28일
1판 7쇄 | 2012년 2월 5'일
저   자 | 미야자토 마사루
감   수 | 이 근 택
발행인 | 김 인 태
발행처 | 삼호미디어
등   록 | 1993년 10월 12일 제21-494호
주   소 | 서울특별시 서초구 반포1동 718-8 ⑨ 137-809
        www.samhomedia.com
전   화 | (02)544-9456(영업부) / (02)544-9457(편집기획부)
팩   스 | (02)512-3593
정   가 | 10,000원

ISBN 978-89-7849-318-5 03510